AVERTISSEMENT:

Ce livre a été écrit à des fins informatives et ne remplace pas les herboristes qualifiés, les médecines traditionnelle ou contemporaine ni les conseils médicaux. L'information présentée ici est un condensé de pratiques recueillies auprès de nombreuses sources. C'est l'occasion de commencer un voyage éducatif et/ou initiatique, et bien qu'il comprenne quelques "recettes", ce n'est pas un guide complet sur l'utilisation des plantes, des huiles essentielles ou des aphrodisiaques. Utilisez votre intuition et vos recherches pour trouver des enseignants compétents, si vous décidez d'explorer davantage le domaine.

1 INTRODUCTION

"Ce dont le monde a besoin maintenant, c'est d'amour, d'amour doux."
Burt Bacharach et Hal David

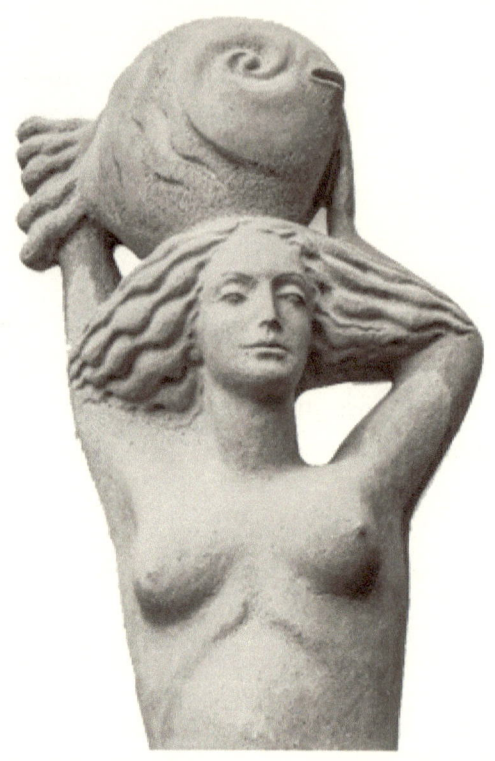

Des plantes, des huiles essentielles et d'autres aphrodisiaques ont été utilisés dans toutes les cultures du monde pour stimuler les sentiments d'amour, de sensualité, de désir et d'excitation érotique et améliorer ses capacités sexuelles, ou même en atténuer les dysfonctionnements. Les phytothérapeutes croient que les aphrodisiaques peuvent aider à surmonter des problèmes émotionnels comme l'anxiété, le stress ou les traumatismes, et même vaincre directement les problèmes physiques comme les difficultés d'érection ou de lubrification.

De plus, toute préparation à base de plantes médicinales qui éradique les maladies, ou apporte des nutriments qui ont fait défaut à l'organisme, peut être considérée comme aphrodisiaque. C'est particulièrement vrai si les pulsions sexuelles et la vie sexuelle reviennent à leur meilleur niveau suite à leur utilisation.

Mais il faut dire que :

- bien que la racine de mandragore soit mentionnée comme aphrodisiaque dans le Livre de la Genèse de la

Bible (30:14-16), et que Jules César (100-44 av. J.-C.) utilise comme aphrodisiaques des parfums à base de plantes comme l'encens et la myrrhe...

- même si plus d'un historien antique a écrit que Cléopâtre a utilisé des parfums enivrants de cannelle, de cardamome, de rose, de chocolat et de caris rares pour envoûter et séduire ses amoureux...

- même si les Romains auraient utilisé 3 300 tonnes de plantes aphrodisiaques par an au premier siècle de notre ère...

... la Food and Drug Administration des États-Unis a catégoriquement déclaré qu'il n'existe pas d'aphrodisiaques naturels.

Beaucoup d'herboristes et de guérisseurs traditionnels ne sont pas d'accord, et ce livre va vous le prouver.

Définition tirée du Merriam-Webster's Dictionary Online :

Éthymologie : Du grec ancien aphrodisiakós (« relatif à Aphrodite », déesse grecque de l'amour),

1 : Une Substance (aliment ou drogue) qui éveille ou est tenu d'éveiller le désir sexuel
2 : Un excitant

Ce qui précède est une définition parfaitement correcte et valable d'un aphrodisiaque. Il se peut aussi qu'il soit parfaitement inadéquat pour les besoins de ce livre. Le concept d'aphrodisie (en principe, culte de l'amour physique, ici [NDT], désigne l'étude ou la science des aphrodisiaques), tel que pratiqué par les herboristes traditionnels est bien plus large que la simple excitation physique.

Les aphrodisiaques n'agissent pas seulement sur le corps ou sur l'esprit, mais sur les deux à la fois. De plus, bien que certaines des propriétés des aphrodisiaques apportent les réponses physiques directes et éprouvées qui leur sont associées, les aphrodisiaques, ainsi l'amour, ont un côté qui reste toujours mystérieux. Il s'agit de la secrète alchimie, synthèse du physique et de l'émotionnel (bien que certaines recherches sur le cerveau suggèrent que les émotions et les fonctions physiologiques sont toutes deux des fonctions cérébrales), et que l'équilibre entre les deux parties est nécessaire pour créer une atmosphère propice à l'amour.

Par exemple, dans la théorie des cinq éléments de la médecine traditionnelle chinoise (MTC), le jasmin (Jasminum officinalis) est une huile essentielle supérieure utilisée pour "harmoniser les éléments cœur et feu". Le jasmin est dans la même catégorie que la rose et la lavande – une des essences qui "soutiennent le Qi-énergie du cœur" et détendent les organes, calment les nerfs, et aident leurs utilisateurs à relâcher les tensions. Qi signifie énergie vitale et animation de la vie,... un concept difficilement traduisible. Dans ce contexte, le jasmin élève aussi l'esprit d'une manière pour laquelle la médecine occidentale n'a pas de mots. Les Chinois appellent ça élever le "Shen". Shen n'est pas tant l'esprit tout entier, mais une qualité de l'esprit -- comme les occidentaux pourraient comprendre l'esprit intellectuel contre l'esprit intuitif, etc.

La façon dont le jasmin soulève et apaise le Shen en fait une huile essentielle de premier choix pour traiter la dépression, l'anxiété, l'agitation et l'instabilité mentale. Elle est utilisée à la fois sur le plan sexuel et émotionnel car le jasmin réactive aussi traditionnellement la passion dans l'esprit et le corps. Mais pas seulement la passion physique. Il réanime l'exaltation du corps tout en l'unissant à l'amour. Le jasmin est connu comme une plante de fertilité, mais la fertilité peut signifier plus que la conception d'un enfant - il signifie aussi la capacité de créer. Elle restaure non seulement l'aptitude du corps à se reproduire, mais aussi la créativité dans le domaine intellectuel et spirituel.

Nous avons donc là une substance qui déclenche une réponse physiologique qui, à son tour, produit un sentiment émotionnel (relaxation, bien-être, etc...). Il s'agit aussi de créer une harmonie entre le moi réfléchi et le moi créatif. Un aphrodisiaque est une substance qui intervient donc positivement en rééquilibrant les énergies.

Ce sont sans aucun doute toutes des fonctions de la chimie du cerveau en fin de compte. Mais la façon dont les différents aspects de nous-mêmes s'influencent mutuellement fait partie du mystère de l'être humain. Plus nous en savons sur nous-mêmes sur le plan scientifique et plus nous constatons que la vie n'est pas que "uniquement esprit" ou "uniquement corps".

Même la tentative de distinguer le simple désir du véritable amour échoue lorsque nos esprits et nos corps ne sont pas d'accord. Notre circuit neuronal peut soit nous désarçonner, soit nous apporter une joie inexprimable.

Ainsi, dire que l'amour naît à la fois dans le cerveau *et* dans le corps est vrai, mais cela n'explique pas pourquoi, ni non plus, comment il fonctionne ou pourquoi il s'épanouit et mûrit soudainement, et cela ne résout certainement pas – ni ne dévoile - le mystère.

Les aphrodisiaques nous aident à nous connecter à nous-mêmes dans les rythmes primaires de la vie sans qu'il soit nécessaire de les comprendre intellectuellement.

ANCIENNE SAGESSE

Il semble que des cultures plus anciennes et traditionnelles en connaissait plus au sujet de l'aphrodisie. Elles avaient également des traditions de guérison qui mettaient l'accent sur le besoin de pratiques équilibrées pour soutenir la santé émotionnelle et physique et l'utilisation de substances naturelles pour retrouver l'équilibre lorsqu'elles sont malades.

L'information contenue dans ce livre a été tirée en grande partie de la sagesse des cultures traditionnelles, présentées par ceux qui les ont remises au goût du jour, et formés les praticiens occidentaux contemporains. Les pages qui suivent contiennent des références à la théorie et à la pratique indienne (Ayurveda), à la médecine traditionnelle chinoise et à sa théorie des cinq éléments, ainsi qu'aux traditions amérindiennes et européennes pour leur pratique et connaissance des plantes médicinales, et à plusieurs autres encore. En tant que tel, s'il y a un point de vue dans ce livre, c'est en faveur d'une vision holistique de l'être humain (esprit/corps) telle que l'on comprit ces cultures. La thèse sous-jacente du livre est que l'utilisation de l'aphrodisie est un moyen pour les humains de rétablir santé et équilibre pour une vie optimale.

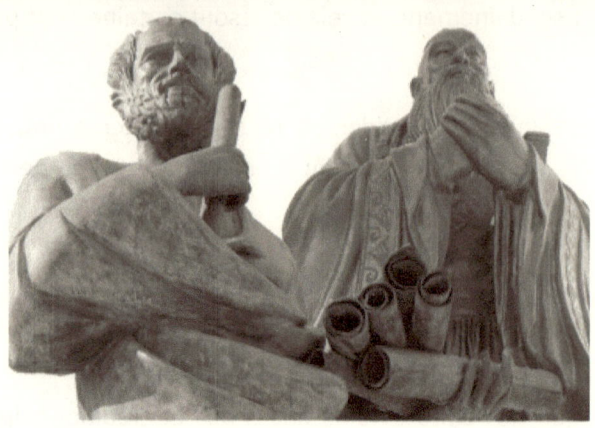

GUÉRISON TRADITIONNELLE

Dans la guérison traditionnelle, il n'y a pas de si grande séparation entre la science, la psychologie et l'art - ou plutôt en fait, aucune séparation entre eux. Rétablir l'harmonie et l'appétence de vivre est certainement un art, et les guérisseurs étaient naturellement des artistes. Cependant, il aurait fallu qu'ils soient également des scientifiques quand on sait que personne n'a dit aux premiers praticiens de la médecine par les plantes ce qu'ils devaient faire. Il devait s'agir d'un processus étranger à la médecine occidentale (comme on l'enseigne, sinon entièrement, du moins telle qu'elle est pratiquée) dans lequel le guérisseur se sentait intuitivement attiré par une substance particulière et testait son efficacité au fil du temps – en mâchant de la racine de gingembre pour éloigner la nausée, par exemple.

Un guérisseur traditionnel comprenait la guérison comme une interaction personnelle complexe et unique d'éléments. Le bien-être du patient était influencé par le traitement de sa propre personne, son interaction avec la communauté, les lois de la nature, les communautés d'animaux et d'esprits, ainsi que les êtres et forces surnaturels, la nature elle-même, les actions passées et présentes, et le(s) Créateur(s).

Un guérisseur traditionnel devenant adepte de la sagesse des plantes devait aussi être psychologue, historien et biochimiste. Le guérisseur/artiste utilisait aussi les arts : chant, peinture, récits de contes et histoires, et invoquait ainsi les sorts au travers des mythes et poèmes, en se costumant et inventant les mises en scène de ses rituels. Toutes ces capacités devaient être cultivées et mise en œuvre conjointement et en harmonie avec la nature.

Mais, il ne fait aucun doute que le guérisseur traditionnel ne voyait pas ses nombreuses fonctions comme dissociées, se déroulant successivement les unes après les autres, mais comme un tout authentique du processus de guérison. Il aurait semblé illogique, voire blasphématoire, d'en laisser une seule de côté.

Un guérisseur traditionnel sentait et savait qu'absolument aucun être humain ne peut s'épanouir sans que *tous ses constituants* ne soient en équilibre.

Ce Savoir impliquait que toutes les parties d'une personne devaient être incluses et prises en compte dans le cheminement vers la guérison. Le guérisseur avait sans doute aussi appris qu'il y a une infinité de questions à poser au "patient" avant et pendant le traitement.

Il peut donc sembler carrément arrogant de ne pas se poser de questions, ni d'observer attentivement en étant prêt à être surprise sur ce que la nature peut produire chez un individu alors qu'elle ne l'avait pas fait chez un autre. Le guérisseur avait nécessairement un esprit spontané et prompt à changer de stratégie.

La médecine traditionnelle reconnaît ainsi des diagnostics uniques, des voies énergétiques et même des organes que la médecine moderne ne reconnaît pas. Les praticiens de la médecine traditionnelle chinoise (MTC), par exemple, incluent dans l'anatomie, d' "organes" étranges pour nous Occidentaux, tels que le triple réchauffeur. Ils surveillent et utilisent également plus de 12 pouls différents.

SCIENCE MODERNE

L'aphrodisie, issue d'une longue histoire mondiale de la médecine traditionnelle, est nécessairement un art holistique. Scientifique, empirique, voire les deux. Nombreux tests et tentatives scientifiques ont vu le jour en vue d'en recréer les résultats et d'en comprendre les causes et effets. Mais cet art laisse une appréciation d'un certain niveau de fonctionnement intuitif en dehors des rigueurs de la méthode scientifique formelle ou informelle.

Dans les fondements holistiques traditionnels de l'aphrodisie, cet art/science qui a été développé pour aider les gens à être meilleurs dans l'art de l'amour, nombreux sont bien documentés et reproductibles. Beaucoup de choses sont aussi surprenantes, voire ésotériques et si particulières qu'elles ne s'appliquent qu'à un seul individu à la fois. Le guérisseur qui utilise des aphrodisiaques utilise toutes ces réalités en meme temps.

Il est intéressant de noter que l'aphrodisie, un art de guérison ancien, est maintenant testée scientifiquement et même utilisée en médecine moderne. Les Occidentaux recherchent, en effet, de plus en plus ces médecines alternatives.

L'aphrodisie n'est qu'un moyen parmi d'autres d'utiliser les plantes, les huiles essentielles permettant à ces anciennes pratiques de médecine alternative de revenir sur le devant de la scène.

Tout au long de l'histoire, les grands guérisseurs ont compris, par leur sagesse naturelle et leur expérience, l'importance de suivre leurs intuitions. Ils ont probablement aussi compris à quel point il est important de continuer à faire des tests pour obtenir des résultats et ne pas devenir arrogants. Si la science a maintenant pris le dessus et jeté un regard désobligeant sur la médecine intuitive, elle n'a pas entièrement raison.

Dans la crise actuelle des soins de santé et vu les échecs publics de plus en plus douloureux des systèmes médicaux modernes, les gens d'aujourd'hui dénoncent tout ce qui ne fonctionne pas, dans les grandes percées scientifiques de notre temps.

Récemment, des leaders talentueux de la communauté médicale professionnelle occidentale, ont écrit des livres dans lesquels ils ont fait leurs propres critiques et de manière brillante.

Ils recherchent et préconisent un retour à plus de temps d'écoute des patients, plus d'attention à la qualité de vie, plus de respect pour les pouvoirs de guérison symboliques de la psyché, ainsi que la merveilleuse connaissance des anciens manuels de médecine. Ils ont ainsi parlé ouvertement de la nécessité d'une perspective qui vise à intégrer les relations familiales et le fonctionnement de la communauté, ainsi que le sentiment d'identité chez les patients. L'aphrodisie holistique peut faire partie de l'ensemble de ce spectre du retour à des soins centrés sur le patient.

Nous avons certainement besoin de scientifiques et de perspectives scientifiques. Une raison évidente pour les scientifiques et les herboristes de collaborer est le processus d'identification de composés spécifiques dans les plantes, leur réplication en laboratoire et leur production en masse sous forme de médicaments. De plus, les médicaments normalisés protègent le consommateur et, idéalement, les processus de normalisation protègent les plantes contre la sur-récolte.

Mais, il est important de noter que si les plantes, les huiles et les aphrodisiaques peuvent avoir servi de premiers "médicaments", ce ne sont pas des médicaments. Ils ont leurs propres exigences. Ils ont leurs propres secrets et protocoles. Pourtant, ce n'est pas une mauvaise chose pour un herboriste de penser comme un biochimiste et vice versa. Il est juste essentiel que la sagesse des plantes médicinales soit comprise comme un ensemble de compétences distinctes parmi les médecins.

L'aphrodisie n'est pas centrée uniquement sur la maladie, son objectif est de procurer un exceptionnel bien-être ! La capacité d'exprimer son amour physiquement et émotionnellement est l'une des pierres angulaires de ce bien-être. Dans la recherche de l'aphrodisiaque parfait, nous trouvons la voie où chacun aspire à l'amour et au bien-être. Aujourd'hui, elle doit englober à la fois les arts de guérison modernes et la vieille sagesse psychique du cerveau droit (intuitif). Aider les gens à mieux exprimer leur amour est certainement quelque chose dont le monde a besoin. C'est quelque chose dont les individus ont aussi besoin s'ils veulent apporter leur contribution la plus importante à ce monde.

L'utilisation de la "magie sympathique", des plantes psychoactives, des plantes médicinales, etc... remonte probablement à au moins 40 000 ans. L'expert en phytothérapie et guérisseur traditionnel Susun S. Weed dit qu'il y a 40 000 ans, nos ancêtres manipulaient génétiquement, hybridaient et croisaient de nombreuses plantes, y compris des plantes psychédéliques spécifiques, et les utilisaient pour la guérison.

Les guérisseurs chamaniques du monde entier croient que les plantes leur parlent, tout comme le pensaient nos ancêtres, et en Amazonie, ces guérisseurs en formation deviennent des apprentis investis non seulement dans la connaissance des êtres humains, mais aussi dans celle des plantes elles-mêmes.

La médecine moderne met l'accent sur les ingrédients "actifs" des plantes. Ils ne comprennent pas nécessairement que c'est la synergie des éléments au sein des plantes qui les rend efficaces. Les ingrédients inactifs peuvent être tout aussi essentiels et tout aussi puissants. De plus, lorsque la médecine moderne cherche à normaliser les doses, elle peut appliquer la solution qui consiste à trouver le marteau qui enfoncera le clou : mais, les plantes ne sont pas comme les médicaments et ne peuvent être utilisées de cette façon si particulière.

Cela peut laisser perplexe la communauté scientifique, qui est formée pour isoler et vanter l'ingrédient "roi" qui apportera à lui seul tout les bienfaits. Cela ne veut pas dire que la compréhension des ingrédients actifs n'est pas importante ou que la protection du public, en fournissant des renseignements exacts n'est pas la plus haute des intentions louable. Mais ils se trompent quelques fois. Par exemple, la plupart des teintures de millepertuis (Herbe de la Saint Jean) sont normalisées pour l'Hypericine, mais chaque nouveau résultat de recherche montre que l'Hyperforine est l'élément actif essentiel.

La revue American Medicine a publié un article attestant de l'efficacité du Ginkgo Biloba dans la lutte contre la démence, puis a expliqué qu' ''aucun ingrédient actif parmi les centaines de composants présents n'était déterminant et il était, en fait, probable que l'effet résulte d'une interaction complexe et synergique des parties''. Mais un article paru par la suite dans le New York Times semble avoir oublié le moment où il recommandait encore à ses lecteurs de ne pas prendre de ginkgo tant que l'agent ou l'ingrédient actif n'était pas identifié.

L'herboriste et sage femme Susun Weed a dit,

Je faisais partie d'un groupe de discussion sur les plantes médicinales pour traiter de la ménopause, lorsqu'un un médecin s'est levé et a dit à l'auditoire qu'aucune plante ne pouvait être utilisée sans danger si son ingrédient actif n'était pas mesuré et standardisé.

Que puis-je dire ? Pour moi, l'ingrédient actif d'une plante est la partie même qui ne peut pas être mesurée : l'énergie, la force vitale, le chi, la fée de la plante, ne peuvent se résumer à un constituant ''toxique''. Pour le guérisseur/artiste/herboriste, la partie active de la plante est la partie qui peut être utilisée par le cerveau droit qui agit de façon active, chaotique et naturelle et qui fait monter le résultat d'un octave en produisant des miracles. Cette partie active, dans les produits standardisés, est reléguée, car c'est cette partie qui est réellement active, cette partie désordonnée, cette partie changeante, cette partie subtile et invisible.

C'est une excellente façon de décrire la vie, l'amour et les relations.

3 L'UTILISATION DES PLANTES MÉDICINALES : DIRECTIVES POUR DÉBUTANTS

"Entrez dans la mer, dans la mer des possibilités..."

Patti Smith

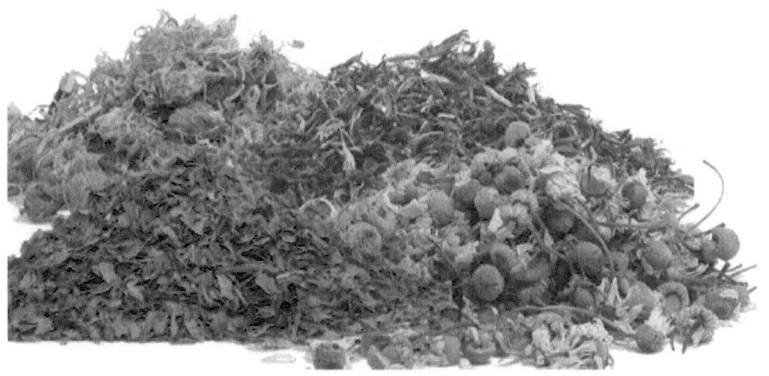

Certaines personnes peu familiarisées avec l'utilisation des plantes craignent qu'elles soient aussi puissantes que des drogues et puissent avoir des interactions imprévisibles dans leur corps. Cela rendrait leur utilisation risquée. D'un autre côté, certaines autres croient que tout ce qui vient de la Terre doit nécessairement être inoffensif et bon. De toute évidence, il n'en va pas de même d'un point de vue critique.

Comme pour toute substance absorbée par le corps, tout dépend de la façon dont vous l'utilisez. Comprendre si une plante peut être bénéfique, c'est savoir quel est l'objectif en termes d'harmonie et d'équilibre pour le corps. Comprendre si une plante est contre-indiquée signifie prendre le temps de comprendre la nature de la plante, *ainsi que les autres facteurs qui se produisent dans le corps en question.*

De la même façon qu'un médecin doit obtenir des renseignements complets sur un patient avant de prescrire, un phytothérapeute examine l'ensemble de la situation avant de suggérer - ou de recommander des remèdes à base de plantes. Si vous souhaitez vous soigner vous-même en utilisant les plantes, ne présumez pas de vos connaissances éventuelles. Prenez le temps de réfléchir à vos antécédents psychologiques et physiques récents. Si vous n'avez pas passé d'examen médical complet depuis un certain temps, faites-en un. Si vous avez un esprit holistique, il se peut que vous ne soyez pas toujours d'accord avec votre médecin allopathe en ce qui concerne les traitements. Mais vous pouvez certainement profiter de ses connaissances pour vous faire une idée de votre état général.

Lorsque vous utilisez des plantes médicinales, il existe des directives de base qui peuvent vous aider à les choisir en respectant votre intégrité physique et en vous évitant les ennuis. Appliquez-les à vous-même ainsi qu'à toute personne que vous conseillerez.

UTILISER LES PLANTES JUDICIEUSEMENT

Ce qui suit est un petit mantra pour guider chaque aspect de votre exploration concernant les plantes :

La bonne plante ?

Une seule plante !

Préparer la plante !

Lier la plante !

Un nouveau praticien qui le mémorise, et se le répète gardera en lui, ces principes clés de sécurité de l'herboristerie au cœur de sa pratique.

LA BONNE PLANTE ?

Tout d'abord, posez-vous la question : La bonne plante ? En d'autres termes, assurez-vous d'avoir fait toutes les recherches et que vous savez que vous avez absolument la bonne plante pour la guérison et l'équilibre que vous souhaitez atteindre. L'utilisation d'un aphrodisiaque se doit toujours d'augmenter le plaisir de *façon équilibrée.*

Il peut sembler peu probable qu'un praticien prudent et bien intentionné qui explore les aphrodisiaques pour la première fois puisse facilement se retrouver avec la mauvaise plante. Ce n'est jamais ou rarement le cas. Si vous achetez des plantes, sachez que le nom d'une plante peut être une chose changeante. Certaines plantes portent plus d'un nom et certains noms s'appliquent à plus d'une plante. Même une plante qui porte le nom exact sur son emballage peut être contaminée par une autre substance qui l'a touchée ou qui a fini par erreur dans l'emballage. Si elle a touché une autre plante plus volatile ou même toxique, elle pourrait devenir dangereuse.

Le remède à ce danger est de toujours d'utiliser le nom botanique d'une plante, qui est son nom scientifique et très bien spécifié. Assurez-vous que l'étiquette porte un nom botanique, et pas seulement un nom "commun", celui que vous entendez habituellement dans les conversations.

Par exemple, on peut penser savoir ce qu'on entend par "souci", mais un souci peut être l'une de ses nombreuses variétés. Si votre souci est le Calendula Officinalis, c'est une plante médicinale. Mais votre souci pourrait tout aussi bien être le Tagetes, une plante annuelle utilisée comme plante à massif. Assurez-vous de savoir exactement ce que vous avez en comparant son nom botanique à celui de la plante sur votre liste.

Bien sûr, cela signifie que vous devez savoir quel est le nom botanique correct de votre plante !

Une autre chose à prendre en compte est la suivante : quand et comment une plante est-elle cueillie, cela a une influence profonde sur ses propriétés. Si une plante a été manipulée ou récoltée sans précaution, elle peut développer des qualités néfastes. Si elle a été cueillie au mauvais moment, cela peut faire disparaître ses bienfaits et même entraîner une certain toxicité.

C'est une façon de dire que vous voudrez que les personnes qui manipulent et récoltent vos plantes avant qu'elles n'arrivent chez vous soient bien formées et expérimentées dans le traitement approprié à porté aux plantes.

Si vous cultivez vos propres plantes, vous serez très méthodique. Ne laissez jamais les plantes se mélanger entre elles à n'importe quelle étape du processus lors de la cueillette, du séchage ou de l'emballage.

Pour vous assurer que votre fournisseur de plantes médicinales est aussi responsable, renseignez-vous auprès de votre vendeur avant de l'acheter. Un vendeur de bonne réputation aura de grandes références, sera transparent au sujet de ses sources et de la manière dont sont manipulées les plantes, et pourra répondre à vos questions avec confiance et empressement.

UNE SEULE PLANTE !

Secondement : N'utiliser qu'une seule plante à la fois. Les phytothérapeutes parlent d'une préparation qui n'utilise qu'une plante comme d'un "simple". C'est bien, parce que rester simple, c'est ce que vous voulez faire. Plus il y a de plantes combinées dans une formule donnée, plus il y a de chances que des effets indésirables ou imprévus se produisent. C'est peut-être de là que viennent certaines critiques des allopathes qui craignent que les plantes médicinales n'aient de terribles effets secondaires, comme les médicaments.

Mais les effets secondaires ressentis par les consommateurs de plantes médicinales sont presque toujours beaucoup moins graves que ceux ressentis par les personnes qui prennent des médicaments. S'il y a un effet secondaire, il s'agit le plus souvent d'une légère indigestion ou de légers maux d'estomac. Il peut être utile de simplement donner un peu de temps au principe actif de la plante de commencer à agir afin de voir si ses effets secondaires sont supportables et légers. Comme pour les médicaments, cet effet secondaire mineur de l'indigestion peut se produire brièvement lorsqu'une personne vient de commencer à prendre tel type de plante, car son corps s'adapte à sa transformation.

Tout effet secondaire grave est un signal pour arrêter de prendre une plante immédiatement. Un tel effet secondaire peut être une détresse gastrique grave, des maux de tête forts, des douleurs aiguës de toute sorte, des étourdissements ou une vision trouble, des problèmes d'équilibre ou de diarrhée. L'orme glissant dans certaine préparation est une plante qui peut rapidement neutraliser n'importe quel type de poison et de déséquilibre drastique dans le système.

N'utilisez que des simples - ils sont tout ce qui est nécessaire, et vous apporteront beaucoup plus de précision sur ce que vous faites.

Pourquoi voudriez-vous compliquer l'action d'un simple en ajoutant quoi que ce soit d'autre. Une exception mineure notable : certains praticiens peuvent à l'occasion ajouter un peu de menthe à leurs préparations comme exhausteur de goût. Une huile de massage peut aussi contenir quelques plantes douces. C'est à peu près tout.

Pourquoi alors y a-t-il autant de "mélanges" aphrodisiaques compliqués au niveau commercial ? Eh bien, le marketing contemporain promeut l'idée que plus, c'est mieux, et rejette l'idée holistique que la combinaison de simples peut *changer les propriétés* des plantes de façon négative. Certains négociants peu scrupuleux combinent également des plantes aux effets toxiques ou douteux avec d'autres plantes qui, à leur avis, pourraient atténuer leurs effets néfastes.

La combinaison de plantes aux propriétés différentes est contre-productive et peut être dangereuse, et la combinaison de plantes aux propriétés similaires peut également avoir des effets injustifiés. Ne le faites pas ! Dites juste "NON !" Une préparation aux plantes simple est la plus sûre et vraiment tout ce dont vous aurez besoin.

Une autre raison très convaincante d'éviter les mélanges ou les formules à base de plantes est que si des effets secondaires se produisent, l'utilisateur n'aura aucun moyen de savoir quelle plante ou substance est à l'origine du problème ou si c'est une interaction entre les ingrédients. L'une des caractéristiques de l'utilisation responsable des plantes et des aphrodisiaques est la reconnaissance du fait que chacun réagit à une plante de façon unique et différente. Si vous pensez à la façon dont les gens réagissent très différemment à toutes les substances - saveurs, aliments, drogues - cela n'a de sens que celui de la logique.

Si vous savez qu'une personne qui va prendre telle plante, a des antécédents de fortes allergies ou des réactions à d'autres substances, soyez particulièrement proactif dans la recherche des effets secondaires potentiels de la plante qui a été choisie.

Disons que si quelqu'un qui réagit fortement à une préparation à base de plantes destinée à être aphrodisiaque et si vous avez respecté ce principe de n'utiliser que des simples comme aphrodisiaques, il sera facile de savoir quelle plante a causé la détresse. Ensuite, une autre plante ayant des propriétés similaires (par exemple, des propriétés relaxantes) pourra être essayée en remplacement.

Une autre façon d'être proactif dans la prévention des effets secondaires indésirables est la suivante : n'utilisez pas plus de quatre préparations de plantes différentes dans une période de 24 heures. Il peut être difficile d'imaginer changer de préparations à base de plantes autant de fois par jour, mais les gens peuvent devenir très déterminés lorsqu'ils pensent qu'ils ont *presque l'effet* qu'ils souhaitaient avoir et que ce n'est pas encore *tout à fait* le cas.

C'est dans ce contexte que doit prédominer une vision globale de l'état du patient. Les choses prennent du temps, les corps mettent du temps à s'adapter et les observateurs prennent le temps d'intégrer vraiment ce qu'ils ont remarqué. Une curiosité empreinte d'empathie devrait vous guider dans l'utilisation des plantes médicinales comme aphrodisiaques. Il va sans dire que cela signifie que tous les partenaires doivent être impliqués consciemment dans l'expérience.

PREPARATION DE LA PLANTE

Troisièmement : lorsque vous invoquez les mots "Préparer la plante". Vous vous demanderez comment la plante a été ou sera préparée. Ajoutée à une huile ? Est-ce un extrait ? S'agit-il d'une préparation séchée ? En vous disant : "Préparez-vous". Vous vous rappelez que la même plante peut avoir des effets très différents parce qu'elle interagit avec le corps *selon la façon dont elle est préparée*. Une teinture agit différemment d'une tisane ou d'une infusion.

Il s'agit d'un principe de base aux implications profondes : la façon dont vous préparez votre remède à base de plantes médicinales pour l'utilisation, détermine la sureté du remède.

Voici quelques exemples et réflexions sur ces méthodes.

TEINTURES ET EXTRAITS

Une teinture est exactement aussi sûre que la nature de la plante concernée. Mais les teintures et les extraits sont fabriqués pour extraire les propriétés alcaloïdes des plantes. Pour les débutants, notez ceci :

Alcaloïdes = ingrédients toxiques.

Cela signifie qu'ils doivent être utilisés avec conscience et respectueuse prudence.

Il est préférable d'utiliser et de vendre des teintures sous forme de teintures de simples; il est fortement contre-indiqué de combiner des plantes dans une teinture. Cela devient notamment plus critique à mesure que l'on choisit et que l'on utilise des plantes plus fortes. Plus la plante est forte, plus il est important qu'elle reste utilisée en tant que simple.

Une teinture est un très bon véhicule pour un stimulant ou un sédatif.

PLANTES SÉCHÉES

Les plantes séchées transformées en infusions ou en tisanes sont très sûres, surtout lorsque les types de plantes les plus sûrs sont utilisés. Bientôt, nous examinerons pourquoi les plantes classées comme "nutritives" ou "tonifiantes" sont parmi les plus sûres à utiliser. Une tisane ou une infusion à base d'une plante nutritive ou tonifiante est d'un support très bénin pour un aphrodisiaque. La tisane ou les infusions utilisent au mieux les facettes nutritives des plantes médicinales. D'un autre côté, les gélules de plantes séchées *sont* souvent une très mauvaise affaire. Ils coûtent cher, et ils sont l'un des moyens les moins efficaces pour transmettre les propriétés utiles des plantes parce qu'ils ne fonctionnent pas bien dans le corps. De nombreux facteurs en sont la raison. Le corps a du mal à utiliser les plantes sous cette forme. Elles sont difficiles à digérer, et plus perturbantes, les plantes vendues sous cette forme sont extrêmement susceptibles d'être périmées voire contaminées.

HUILES À BASE DE PLANTES INFUSÉES

Lorsque vous êtes prêt à acheter des infusions d'huile à base de plantes, vous découvrirez qu'elles sont vendues sous diverses formes. Par exemple, vous pouvez acheter une infusion de base qui conviendra à plusieurs personnes. Il existe également, à la vente, des onguents et des crèmes à base de ces memes plantes. La pommade et les crèmes sont fabriquées en ajoutant un épaississant aux huiles infusées. Les produits qui en résultent sont en fait plus sûrs à utiliser que les huiles essentielles.

Notez que les huiles essentielles sont généralement très, très concentrées, et peuvent être mortelles si elles sont prises en voie interne.

VINAIGRES À BASE DE PLANTES

Un vinaigre aux plantes peut être un beau cadeau et un merveilleux support pour un aphrodisiaque puisqu'il est magnifiquement présenté sur son étagère dans une belle bouteille orné d'un nœud romantique. Les vinaigres à base de plantes contiennent un certain nombre de minéraux qui sont également bénéfiques pour la santé. Le vinaigre s'est avéré être un excellent support pour les plantes nutritives.

GLYCÉRINES VÉGÉTALES

Pour les personnes qui veulent éviter l'alcool dans la préparation, les glycérines végétales sont de bonnes substitutions. Cependant, leurs actions ne seront pas aussi fortes que celles d'une préparation à base d'alcool telle qu'une teinture.

Pour ce faire :

- Prendre une teinture à base de plantes préalablement préparée.
- Verser la teinture dans le haut d'un bain-marie.

- Ajouter une quantité égale de glycérine (4 tasses de teinture à 4 tasses de glycérine, par exemple).
- À feu très doux, cuire le mélange jusqu'à ce qu'il ait réduit de moitié ou de 50 % en volume.
- L'alcool va s'évaporer pendant cette cuisson.
- Une fois le mélange refroidi, conservez-le dans des bouteilles de verre réfrigérées et fraîches.

LIER LA PLANTE

La dernière suggestion à se donner avant d'utiliser une plante est de "Lier la plante". Nous utilisons ici le mot "lier" de la même manière que nous l'utiliserions pour dire, "Lier les pouvoirs de l'homme fort", ce qui signifie, limiter son potentiel de mal. Lors de l'utilisation de plantes médicinales présentant un risque d'empoisonnement, assurez-vous de bien connaître les plantes pour les "lier" en les utilisant dans des préparations et avec des doses appropriées. Plus d'informations à ce sujet vont suivre.

CATEGORISER LES PLANTES

Il y a des milliers de plantes connues, et elles ont toutes des natures très différentes. Il n'y a pas deux plantes identiques, et les nombreuses variétés de plantes représentent une pléthore d'actions différentes sur le corps humain. Il est cependant crucial pour un herboriste débutant concoctant un aphrodisiaque de comprendre les différentes catégories de plantes. C'est une façon de regrouper ces milliers de plantes en fonction de leurs caractéristiques clés, ce qui permet aux débutants de ne pas se sentir submergés. Comprendre et mémoriser ces différentes catégories permet également de s'assurer que l'herboriste débutant sera en sécurité dans ses créations.

Les principales catégories dans lesquelles classer les plantes sont :

- nutritives
- tonifiantes
- stimulantes et sédatives
- poisons potentiels

Étant donné que certaines de ces plantes font partie de plusieurs de ces groupes, il est important de saisir les attributs de chaque catégorie, la façon dont les plantes de cette catégorie peuvent être utilisées, les meilleures façons de les préparer et les dosages qui sont appropriés.

Vous remarquerez peut-être que cela donne plus à penser que ces plantes se comportent comme des médicaments plutôt que comme des additifs ou des exhausteurs de goût. **C'est absolument vrai et intentionnel.** Les plantes ne sont pas comme les médicaments allopathiques, mais elles ne sont pas comme les herbes médicinales, de même que la noisette de lait dans le café le transforme également.

Le praticien doit être très exigeant dans les dosages utilisés.

PLANTES NUTRITIVES

L'un des avantages des plantes nutritives est que les herboristes les considèrent comme étant tout à fait sûres. Un autre avantage est que vous pouvez en prendre autant et aussi longtemps que vous le voulez, et avec peu de chance d'effets secondaires. Certaines personnes mélangent leurs plantes nutritives à leurs aliments pour y ajouter des bienfaits nutritionnels. Ces plantes contiennent des niveaux élevés en nutriments essentiels, y compris des protéines et différentes vitamines et minéraux. Elles contiennent également des éléments essentiels comme des antioxydants, des acides gras et même des carotènes.

Une brève liste d'exemples de plantes nutritives :

- Pissenlit
- Luzerne
- Mouron des oiseaux
- Fenugrec
- Fleurs de chèvrefeuille
- Guimauve
- Amarante
- Arbre Chaste, arbre au poivre, ou gattilier
- Fleurs de calendula
- Orties
- Feuilles de consoude
- Astragale
- Graines de lin
- Algues marines
- Pourpier
- Paille d'avoine

- Orme glissant
- Feuilles et graines de plantain
- Feuilles de violette
- Champignons sauvages
- Fleurs de trèfle rouge
- Ginseng sibérien

PLANTES TONIFIANTES

Les plantes tonifiantes agissent lentement dans le corps humain au fil du temps pour créer un effet cumulatif, presque comme si elles poussaient doucement les organes sur la voie de la santé. Elles sont capables d'apporter des changements profonds, mais ne donnent pas de résultats immédiats et spectaculaires. Elles peuvent transformer, au fil du temps, tout un système de l'organisme, comme le système endocrinien ou le système immunitaire. Les experts utilisent le principe de leur saveur pour recommander le dosage; plus le goût est tonique et amer, plus la quantité que l'on prend à un moment donné est faible. Si elle a un goût fade, elle peut être prise plus souvent, tout comme les plantes nutritives.

Les plantes tonifiantes doivent être utilisées de façon constante pendant une longue période de temps et en petites quantités pour être les plus efficaces. Les effets secondaires qu'elles provoquent sont généralement très légers et de courte durée.

Les plantes tonifiantes ne sont pas les mêmes que les plantes stimulantes. Voici quelques exemples de plantes tonifiantes :

- Racine de pissenlit
- Queue de cheval (la Prêle des champs)
- Fenouil
- Ail
- Lierre moulu
- Millepertuis
- Mélisse citronnelle
- Racine de curcuma
- Ginseng
- Écorce d'airelle
- Ginkgo
- Racine de bardane / Graines de bardane

- Graines de chardon-Marie
- Millepertuis
- Aunée
- Agripaume
- Baies d'aubépine
- Feuilles de framboise
- Usnée
- Baies de Schisandra
- Manteau de Notre-Dame (Alchémille)

PLANTES SÉDATIVES ET STIMULANTES

Les plantes sédatives et stimulantes doivent être utilisées avec prudence car elles ont un effet puissant sur l'ensemble du corps. Tout en créant l'effet désiré sur un organe ou un système de notre corps, elles sont susceptibles, en raison de leur intensité, de provoquer une réaction forte, peut-être non désirée, dans une autre partie du corps. Leurs effets sont cependant rapides et indéniables.

Leur action peut être considérée comme presque l'inverse de celle des plantes tonifiantes qui doivent influencer l'organisme progressivement dans le temps.

Une plante sédative ou stimulante a la capacité de "nous pousser hors de nos capacités ou activités normales", comme le disent certains guides d'herboristerie. C'est peut-être la raison pour laquelle cette catégorie de plante aphrodisiaque est celle à laquelle les novices peu familiers pensent immédiatement lorsqu'ils entendent parler d'"aphrodisiaque", se préparant à assister à de sauvages orgies sexuelles. En fait, cependant, certains stimulants comme la mouche d'Espagne (Cantharide : qui n'est pas une plante, soit dit en passant), et qui n'ont pas la même réputation d'innocuité que les autres catégories vue précédemment, si elles sont utilisées de façon irresponsable, peuvent causer une détresse physique extrême et mettre la vie en danger.

Les phytothérapeutes responsables, même ceux qui utilisent des "potions d'amour" simples, savent que plus la plante est forte, plus il faut faire preuve de modération. Cela signifie modération dans le dosage, modération dans l'utilisation et modération dans la durée. Les herbes et les plantes qui causent des effets physiques immédiats et forts peuvent aussi causer un appauvrissement systémique à mesure que leurs effets s'estompent, ce qui nécessite une toute nouvelle série de remèdes pour guérir la maladie, pour ainsi dire.

La dépendance est aussi un risque avec les plantes stimulantes ou sédatives, car elles peuvent donner de la force à court terme et des bienfaits que le corps ne peut pas vraiment tenir dans le temps.

L'utilisation habituelle peut aussi nuire au bon fonctionnement de votre corps en stressant et en stimulant excessivement les systèmes de l'organisme et en amenant d'autres systèmes à contre-réagir, un cercle vicieux classique.

Quelques plantes intensément sédatives et stimulantes sont ici présentées :

- Racine de chardon béni
- Clous de girofle
- Réglisse
- Aspérule douce
- Cannelle
- Angélique
- Café
- Racine d'Osha
- Écorce de saule
- Uva Ursi
- Piment de Cayenne
- Pavot à opium
- Poivre noir
- Feuilles de gaulthérie
- Racine de valériane
- Sève de laitue sauvage
- Bourse à Pasteur

NUTRITIVES, TONIFIANTES ET STIMULANTES À LA FOIS

Une alternative aux plantes intenses et potentiellement déséquilibrantes sont celles qui combinent les attributs des catégories précédentes dont nous avons parlé et qui ne comportent pas le danger de créer une dépendance chez leurs utilisateurs.

Les plantes suivantes ont des propriétés nutritives, tonifiantes, stimulante et/ou sédatives simultanément, et les herboristes comptent souvent sur elles pour leurs nombreux bienfaits :

- Boneset (Eupatorium perfoliatum)
- Houblon
- Gingembre
- Fleur de la passion
- Couperets
- Scutellaire
- Agripaume
- Lavande
- Paille d'avoine
- Marjolaine
- Menthe poivrée
- Sauge
- Plante à chat (Cataire)
- Romarin
- Écorces d'agrumes

PLANTES POTENTIELLEMENT TOXIQUES

Les plantes potentiellement toxiques sont connues pour avoir des effets secondaires; et ils sont courants. C'est parce que les plantes potentiellement toxiques sont extrêmement intenses dans leurs actions. Elles sont concentrées et puissantes et ne doivent être prises qu'en très petites quantités. Inutile de dire qu'il y a aussi une limite à la durée pendant laquelle elles peuvent être prises. Les herboristes qui les donnent ou les prennent sont inflexibles sur le fait que les plantes à potentiel toxique ne doivent être prises que pendant la juste durée nécessaire.

Il est douteux qu'il y ait une raison d'utiliser une plante potentiellement toxique comme aphrodisiaque, car de forts effets secondaires indésirables seraient pratiquement assurés, et que ces effets secondaires indésirables ne sont généralement pas souhaités lorsqu'on parle d'amour. Mais comprendre tout le spectre de l'herboristerie est essentiel pour tous ceux qui veulent utiliser les plantes d'une manière positive.

Des exemples de plantes potentiellement toxiques, dont certaines ont été présentées à tort comme des aphrodisiaques idéaux en raison de leurs effets stimulants, sont :

- Belladone
- La sanguinaire
- Célandine
- Chaparral
- Gant de renard (Digitalis purpurea)
- Goldenseal (Hydrastis canadensis)
- Jusquiame noire (Hyoscyamus niger)
- Racine d'iris (ou racine de violette)
- Stramoine (Datura officinal)
- lobélie
- Pomme de mai (Mandragore américaine)
- Gui
- Raisin d'Amérique (Phytolacca decandra)
- Poison Ciguë
- Racine de Stillingia
- Racine de Dicentre du Canada (Dicentra canadensis)
- Racine de concombre sauvage

DIRECTIVES POUR L'UTILISATION EN TOUTE SECURITE DES PLANTES MÉDICINALES

L'utilisation responsable et bien informée des plantes peut certainement améliorer l'amour, et l'amour est, après tout, un aspect du bien-être physique. La philosophie de l'utilisation EN TOUTE SURETE des plantes médicinales pour promouvoir le bien-être peut être renforcée par les lignes directrices suivantes :

- Commencez lentement. Votre foi en la capacité des plantes à guérir et à aider grandira avec le temps. Commencez par les utiliser pour traiter des problèmes mineurs et des déséquilibres, pour améliorer la relaxation et favoriser l'amour, ou pour une simple guérison externe. Une fois que vous aurez fait l'expérience de leur efficacité et que vous vous serez habitué à les utiliser, vous commencerez à comprendre comment elles peuvent être utilisées pour changer votre vie en profondeur.
- Rappelez-vous que le changement permanent se produit progressivement.

- Fortifiez votre expérience avec celle d'autres personnes qui s'intéressent aux plantes médicinales et aphrodisiaques.
- Sachez que chaque personne réagit différemment aux herbes et aux plantes.
- Sachez que les plantes ont la capacité d'enseigner. Respectez le pouvoir unique de chaque plante comme vous respectez la réactivité de chaque individu. Elles peuvent travailler sur l'esprit et le corps de façon spectaculaire, même si c'est lent.
- Recherchez et cultivez des relations continues avec des guérisseurs avertis, des sages traditionnels et des herboristes.
- Lisez.
- Les plantes ne sont pas des panacées. Elles font partie d'un spectre traditionnel qui inclut les êtres humains, les animaux, la terre et la sagesse spirituelle.

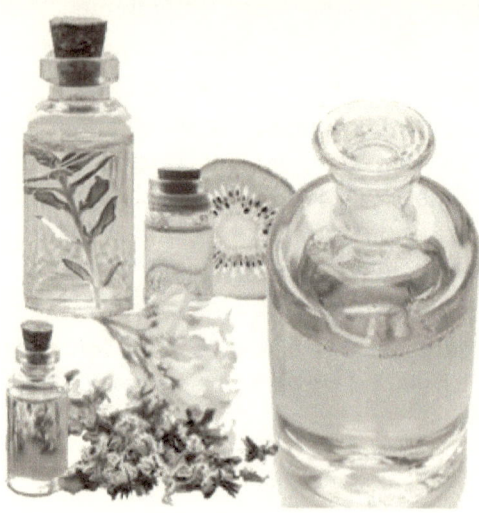

HUILES

Les huiles aphrodisiaques sont des mélanges d'huiles essentielles véritables ou d'huiles parfumées synthétiques mélangées à une huile de base, généralement une huile végétale comme l'huile d'amande ou l'huile de noyau d'abricot. Certains herboristes appellent ces mélanges d'huiles de fabrication artisanale des "huiles magiques". Si elles sont fabriqués efficacement, elles ont certainement le potentiel d'agir magiquement sur le corps et l'esprit.

La personne qui fabrique l'huile aphrodisiaque ajoute l'huile essentielle goutte à goutte à l'huile de base et la mélange pour créer un mélange unique en petites quantités. Certaines personnes s'oignent elles-mêmes, leur literie, ou même des objets sentimentaux avec les huiles afin de maintenir une aura parfumée autour d'elles et de leurs proches.

Lorsque vous mélangez votre propre huile magique, notez toujours tout ce que vous faites. Sinon, en expérimentant, vous pourriez trouver la décoction parfaite qui répondra à tous vos désirs et à tous vos besoins et ne jamais être en mesure de la recréer à nouveau. Prendre le temps d'être un peu méthodique et scientifique n'est vraiment pas vain dans cet art de fabrication des huiles "magiques".

Finalement, vous aurez des carnets de "recettes" que vous pourrez toujours consulter et remettre à d'autres.

Beaucoup d'herboristes holistiques ne croient pas en l'utilisation d'huiles synthétiques car ils croient que leurs structures moléculaires ne sont pas les mêmes que les huiles essentielles pures, et qu'elles diluent la pureté de l'aphrodisiaque.

"Seules les huiles essentielles pures, affirme un herboriste et aromathérapeute, peuvent produire de véritables résultats. Il n'y a rien de tel que la nature pour procurer un "rem-aide" anti-âge et le rajeunissement. Les huiles essentielles favorisent le renouvellement cellulaire en améliorant la circulation, l'hydratation et l'élimination des toxines de l'organisme."

Il est indéniable que l'huile de rose pure contient jusqu'à 2 000 composants aromatiques complexes. Une huile synthétique, même de haute qualité, ne peut contenir qu'environ 50 composants.

Mais malheureusement, certaines plantes que vous voudrez peut-être utiliser proviennent de sources dont l'extraction d'huile est si difficile, que mêmes les entreprises commerciales ne le font pas. Certaines plantes ou fleurs produisent des huiles essentielles qui sont toxiques ou peuvent causer des réactions allergiques suffisamment graves pour en interdire la vente.

Certaines huiles essentielles pures sont assez fortes pour être contre-indiquées pendant la grossesse. D'autres provoquent une photo-toxicité chez certaines personnes, allant des taches aux brûlures de peau.

Une huile parfumée synthétique n'aura pas d'effets secondaires importants. Elle peut aussi ne pas avoir les propriétés "magiques" des huiles essentielles naturelles. Les praticiens avisés savent qu'après avoir fait des recherches sur ce que disent les experts, ils doivent utiliser soigneusement les essais, les erreurs et la modération pour déterminer ce qui est efficace à leurs fins.

Faites toujours un test cutané sur une petite surface pour vous assurer que vous ne réagissez pas de façon excessive à l'huile.

N'utilisez jamais d'huiles essentielles non diluées, car elles peuvent nuire à votre peau. Ne jamais ingérer une huile essentielle non mélangée non plus : elle pourrait être fatale.

TEINTURES

Les teintures et extraits aphrodisiaques sont issus de plante aux propriétés aphrodisiaques trempée dans de l'alcool de grain pendant plusieurs jours. Vous pouvez habituellement acheter de l'alcool de grain dans un magasin d'alcool, mais la vodka fera l'affaire en un clin d'œil. Les huiles volatiles contenues dans la matière végétale s'échappent dans l'alcool, qui les absorbe avec leurs alcaloïdes médicinaux s'il y en a. La teinture, aussi appelée extrait, contient l'essence concentrée de la plante aphrodisiaque qui a été extraite dans de l'alcool.

Une teinture peut être utilisée de la même façon qu'une huile magique.

Elle peut être appliqué à l'extérieur ou en prise interne. Choisir une plante sûre pour faire un simple en utilisant les lignes directrices qui ont été discutées plus tôt, et bien sûr, en fonction du type d'effet aphrodisiaque que vous voulez.

POUR FAIRE VOTRE PROPRE TEINTURE :

- Ajoutez environ 100ml d'alcool à une plante fraîche ou séchée qui a votre confiance.
- Laisser reposer pendant environ 2 semaines, en la secouant tous les jours.
- Filtrer le liquide dans un récipient en verre foncé qui a été clairement étiqueté.

Avertissement : Étiquetez toujours tous les contenants et récipients dans lesquels vous conservez vos huiles et plantes aphrodisiaques. Vous serez étonné de la rapidité avec laquelle vous pouvez devenir incertain voire oublier ce qui est quoi. Pour des raisons de sécurité, vous devez toujours vous débarrasser immédiatement de toutes les plantes ou huiles non étiquetées que vous rencontrez, même les vôtres, même si vous pensez savoir ce qu'elles sont.

Les dosages pour les teintures, bien sûr, varient en fonction du simple que vous avez choisi. Référez-vous à vos recherche pour voir combien de gouttes de teinture sont appropriées pour votre aphrodisiaque.

Remarque : certains de vos "aphrodisiaques" peuvent aussi être utilisés pour leurs fonctions les plus élémentaires, comme la relaxation, dans le cas des enfants. Rappelez-vous que vous utiliserez presque toujours moins de gouttes si vous utilisez une teinture pour aider un enfant à dormir, à se remettre de nausées, etc.

Si vous oignez des objets à l'aide d'une teinture, rappelez-vous que l'alcool peut brûler la peinture, le papier peint, etc. et que certains mélanges d'huile peuvent tacher.

HUILES DE BASE

Si vous avez les bonnes huiles de base, vous pouvez créer votre propre formule unique pour un savon aphrodisiaque ou un cosmétique. Nous parlerons bientôt de la façon dont l'aromathérapie fonctionne en tant qu'aphrodisiaque.

La façon dont les huiles de base sont traitées fait une grande différence dans la qualité de l'huile aphrodisiaque finie. Les puristes dans le domaine de la transformation des huiles essentielles préconisent d'utiliser uniquement des méthodes de pressage à froid ou des méthodes "d'expulsion". Ils décrient l'utilisation de substances telles que l'alcool, d'autres solvants, l'hexane, etc. pour extraire les huiles. Ils croient également que les huiles qui ont été traitées par extraction hydraulique à forte intensité de chaleur ne sont pas bonnes pour la santé parce que leurs qualités et molécules essentielles sont compromises par cette méthode.

Voici un bref aperçu des différentes qualités d'huiles et des méthodes d'extraction :

- **Huile de pression à froid**

Elle préserve son état originel avec une température maintenue sous 32 degrés Celsius pendant qu'elle subit l'extraction mécanique. Cela préserve également ses constituants. La pression à froid est généralement la méthode d'extraction préférée, mais elle n'est pas toujours pratique.

- **Huile Pressée Expeller**

Elle est extraite par des presses hydrauliques avec une température jusqu'à 90 degrés Celsius. C'est une bonne huile de base pour les cosmétiques et est également de qualité alimentaire.

- **Pétrole raffiné**

C'est l'un des choix les moins sains en tant qu'aliment parce que sa structure moléculaire est tellement altérée par le blanchiment et la désodorisation. Les procédés de raffinage l'exposent à des températures extrêmes de chaleur et de froid. Elle est économique comme huile de base pour les produits cosmétiques de masse.

- **Pétrole partiellement raffiné**

Elle peut avoir été soumise à certaines des méthodes ci-dessus. Le raffinage partiel est souvent utilisé pour empêcher les huiles volatiles de rancir rapidement. Il les stabilise et neutralise leurs odeurs et couleur.

- **Huile non raffinée**

C'est l'huile de la meilleure qualité, qui conserve sa couleur foncée naturelle, son goût et ses riches parfums.

Toutes les huiles ont une certaine volatilité, il est donc sage de les acheter en petites quantités selon les besoins. Les huiles essentielles peuvent être coûteuses, et si vous ne voulez pas qu'elles se décomposent avant de pouvoir les utiliser, minimiser vos achats. Un an est probablement la période maximale pendant laquelle vous devriez conserver une huile, qu'elle soit végétale ou essentielle.

Toutes les huiles essentielles doivent être conservées dans des flacons à l'épreuve de la lumière, généralement ambre ou bleu cobalt, dans un endroit frais, sec et sombre. Les huiles essentielles d'agrumes et de pin développent des réactions chimiques en vieillissant, ce qui les rend irritantes à moins qu'elles ne soient conservées dans le réfrigérateur pour ralentir ce processus.

N'utilisez pas de métal, de plastique ou tout autre contenant fabriqué artificiellement ou chimiquement lors de la fabrication d'une huile ou d'une teinture, car ils pourraient contaminer vos créations.

Certains équipements pour la production d'huiles et de teintures :

- Bouteilles à l'épreuve de la lumière
- Compte-gouttes en verre
- Petits pots
- Bocaux à col large
- Étiquettes
- Encre indélébile
- Ruban de cellophane pour couvrir les étiquettes

Mais qu'est-ce qu'une huile essentielle et pourquoi faut-il l'extraire en premier lieu ? Il y a de "minuscules gouttelettes" qui existent entre les cellules des plantes, et ces gouttes aromatiques peuvent être extraites non seulement des fleurs et des plantes, mais aussi des racines, de l'écorce et de chaque partie d'une plante.

L'extraction des huiles essentielles coûte cher et prend beaucoup de temps : il faut huit millions de fleurs de jasmin (qui doivent toutes être cueillies à la main !) pour ne donner qu'un kilo d'huile de jasmin, et 30 roses ne produisent qu'une seule goutte d'huile de rose. On dit que les huiles essentielles contiennent les propriétés thérapeutiques les plus précieuses et les plus concentrées de la plante.

Dans la nature, les huiles essentielles servent à immuniser les plantes contre les insectes ravageurs, les changements climatiques, les maladies et toutes sortes de traumatismes environnementaux. Les herboristes et les guérisseurs traditionnels qui travaillent avec des huiles essentielles croient qu'elles peuvent protéger et améliorer nos fonctions vitales de la même façon, et il y a de plus en plus de recherches pour appuyer cette idée.

Certains pensent que les merveilleux attributs des huiles essentielles sont largement gaspillés dans l'industrie alimentaire de masse actuelle, qui utilise, à ce jour, plus de la moitié des huiles essentielles du monde.

C'est pourquoi, ils utilisent des huiles essentielles pour traiter des symptômes comme l'insomnie et l'anxiété, pour encourager la relaxation et stimuler activement l'excitation sensuelle. L'intérêt pour l'aromathérapie connaît également un regain d'intérêt parmi les professionnels des médecines alternatives.

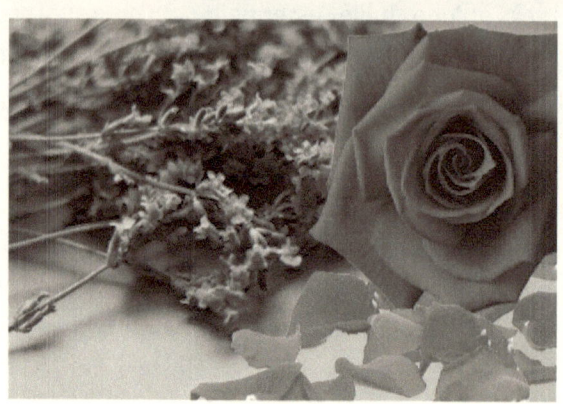

LA MERVEILLEUSE MAGIE DE L'ODORAT

Des études contemporaines dans de nombreux domaines de la science et de la cognition cérébrale prouvent, sans encore comprendre pourquoi, que l'odeur et les parfums ont une profonde capacité à changer l'organisme humain.

Le sens de l'odorat humain est estimé environ 10 000 fois plus aigu que les 4 autres sens. Il semble que nos nez réagissent actuellement à environ 10 000 composés chimiques différents. Ils prennent un peu plus de temps à être enregistrés, mais une fois qu'ils le sont, les stimuli des odeurs peuvent passer à travers le corps et dans le cerveau plus vite que les perceptions de la vue ou le son.

On croit que la réaction aux odeurs incite certaines parties du cerveau à libérer des substances chimiques qui affectent le comportement humain en influant directement sur la physiologie. Plus simplement, les odeurs nous conditionnent. Et ce conditionnement n'estencorte pas expliqué.

C'est parce que les odeurs traversent directement le système limbique, l'une des parties les plus anciennes et les plus primitives du cerveau, pour y être traitées. D'autres sens atteignent le système limbique après avoir parcouru d'autres voies cérébrales ; ils ne s'y rendent pas en tout premier lieu.

Le système limbique s'occupe de la régulation du corps en activant des produits organiques et des hormones. Il surveille les centres du plaisir du cerveau ainsi que la mémoire, les stimuli viscéraux, le renforcement et le comportement sexuel. En 1989, le Dr Gary Schwartz, professeur de psychiatrie et de psychologie à l'Université de l'Arizona, a parlé de recherches qui ont démontré que "l'olfaction est si sensible que pratiquement toute odeur provoque une réaction cérébrale... avec une réaction physique ou comportementale cliniquement démontrable".

L'odeur est donc très, très puissante, et la recherche commence à peine à en démontrer les causes. Cela signifie que les effets positifs et même thérapeutiques des huiles essentielles ne se limitent pas à la jouissance consciente d'un parfum. Ils peuvent stimuler et revigorer l'esprit à un niveau primaire. Des études ont déterminé que certaines huiles essentielles provoquent la libération d'endorphines et d'analgésiques neurochimiques dans l'organisme - relaxant, abaissant la tension artérielle, agissant comme aphrodisiaques, etc. À la suite de ces découvertes, les hôpitaux d'Angleterre ont poursuivi la recherche en utilisant avec succès des huiles essentielles de lavande, de marjolaine, de géranium, de mandarine et de cardamome pour remplacer les sédatifs chimiques.

Les huiles aromathérapiques sont d'une grande utilité dans les soins palliatifs avec leurs effets si doucement appliqués. Ces effets peuvent être sédatifs contribuant à réduire le stress, calmer voire réduire la douleur. Certains pensent qu'elles peuvent aider à prévenir les infections qui se propagent par voie aérienne. Certains comportementalistes en sont venus à croire en l'aromathérapie de masse pour influencer le comportement de groupe et même pour augmenter l'efficacité des salaries sur le lieu de travail. Les entreprises japonaises l'utilisent déjà dans une certaine mesure, en propulsant des aromes de citron et de menthe dans l'environnements confiné des bureaux.

Mais ce livre plaide la nécessité d'individualiser les traitements conçus à partir de plantes, d'huiles magiques et des aphrodisiaques élaborés à partir de celles-ci. L'aromathérapie de masse va à l'encontre de cette idée et de la curiosité permanente de savoir comment les plantes fonctionnent qualitativement de manière différente pour chaque être humain.

Quoi qu'il en soit, l'aromathérapie a une histoire ancienne et louée dans toutes les cultures du monde, qui apparaît ainsi dans les archives de l'Inde, de l'Égypte, de la Chine, de la Grèce et de nombreux autres pays. La médecine traditionnelle chinoise lie goûts et odeurs aux pratiques médicales. En Inde, le lien étroit entre l'aromathérapie et l'Ayurveda fait partie de notre culture en constante évolution. De nombreux pays utilisent le bois de santal et d'autres parfums pour intensifier la méditation, et l'Égypte est célèbre pour l'utilisation de résines aromatiques dans les processus d'embaumement pour créer et préserver les momies. Il est remarquable que de nombreux récits à propos de Cléopâtre détaillent son utilisation immodérée de parfums pour créer une atmosphere bénéfique autour d'elle.

Sunita Agarwal, de Delhi, qui a ajouté la pratique de l'aromathérapie à sa pratique médicale explique :

En général, une consultation implique un historique médical détaillé, des questions sur l'alimentation et le mode de vie du patient. Ensuite, on mélange certaines huiles essentielles fondamentales dans une huile végétale de massage. Puis, on demande au patient de sentir ce mélange d'huile pour s'assurer qu'il aime ce parfum, les signaux de son corps étant un guide important qui aidera à faire le bon choix.

Tout comme les plantes, les huiles essentielles peuvent être classées dans des catégories :

- Celles qui tonifient le corps et revigorent l'esprit, celles qui tonifient, équilibrent et régulent nos fonctions corporelles et nos systèmes vitaux, et celles qui ont un effet calmant, sédatif et tranquilisant.

Cela ressemble exactement au processus utilisé par les herboristes pour créer des aphrodisiaques et des traitements à base de plantes médicinales, il est donc rassurant de trouver un médecin instruit qui suit un protocole aussi intuitif que celui-là.

En tout cas, l'aromathérapie représente la voie dans laquelle les guérisseurs alternatifs et conventionnels sont tous deux engagés à l'heure actuelle. La recherche montre que les propriétés médicinales existent dans les huiles essentielles, de sorte que l'aromathérapie augmente régulièrement en crédibilité, et que son potentiel à la fois pour la science et les arts de guérison basée sur l'intuition commence à peine à être exploité.

DES CONSEILS D'AROMATHÉRAPIE SIMPLES ET RAPIDES POUR TOUS LES COUPLES :

BASILIC

Le basilic est peut-être savoureux, mais on l'utilise aussi depuis longtemps comme aphrodisiaque. Utilisez-le pour libérer votre esprit du stress et des frustrations tout en renforçant votre cerveau.

Pour l'aromathérapie, utilisez du basilic pendant les repas, ou peut-être un peu de pesto, ou bien mettez de l'huile de basilic dans l'eau chaude du bain. En quelques secondes, vous sentirez et ressentirez les propriétés aromatiques du basilic.

CANELLE

La cannelle est plus qu'un simple pain grille aromatisé, gourmandise de boulanger. Cette épice favorise également la relaxation et peut aider à se sentir plus à l'aise parce qu'il agit en réduisant la fébrilité de l'énergie nerveuse.

Achetez une bougie à la cannelle (à base de soja préférentiellement) et utilisez-la pour enrichir votre atmosphère. Ou bien, achetez une huile de massage à la cannelle.

Recherchez spécifiquement une huile de feuille de cannelle conçue comme produit aromathérapique.

ORANGE

Le frais parfum de l'orange est revigorant, mais il améliore également votre humeur et aide à réduire l'anxiété.

Les huiles essentielles d'orange sont facilement disponibles. Utilisez-les dans un diffuseur pour détendre l'atmosphère dans toute la pièce. Vous pouvez également trouver des bougies d'aromathérapie avec une odeur d'agrumes. Des huiles de massage sont également disponibles.

Vous pouvez trouver le produit suivant qui offre un bon rapport qualité prix,

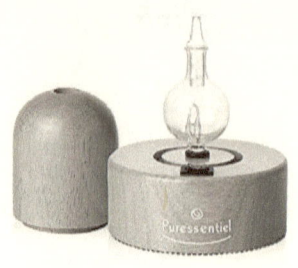

sur Amazon :
(https://amzn.to/2IfJR5J)

LAVANDE

L'huile préférée de tous parce qu'elle agit de manière bénéfique pour chacun. Des études montrent que les hommes sont plus excités par des parfums de lavande et de tarte à la citrouille. Vous pouvez toujours apporter la tarte, mais vous penserez à ajouter quelque gouttes d'huile de lavande derrière les oreilles et en vaporiserez légèrement sur les draps.

Elle a un effet équilibrant, qui a tendance à évoquer des souvenirs agréables, apaisant le système nerveux. Elle est également connue pour soulager l'anxiété, le blues et l'insomnie, et favorise le calme et la sérénité.

ROSE

La rose est un parfum merveilleusement romantique. Ce parfum typique est traditionnellement associé aux femmes. Les aromathérapeutes l'utilisent généralement pour calmer les personnes stressées et nerveuses et pour bannir la dépression ou la tristesse.

Dispersez des pétales de rose parfumés sur le lit, ou ajoutez des boutons de rose qui floteront à la surface de votre bain (mieux encore, profitez-en pour partager ce bain à deux).

Il est illogique pour vous d'ignorer votre partenaire le matin, d'aboyer après lui pendant toute la journée, de vous disputer le soir, pour finalement tomber dans ses bras pour une aventure sexuelle fantaisiste la nuit.

L'insensibilité, l'inattention et l'hostilité rendent l'intimité sexuelle contre nature.

Si vous voulez un modèle rythmé d'intimité sexuelle, alors créez un modèle relationnel qui reflète les mêmes émotions intimes.

Dr Phil

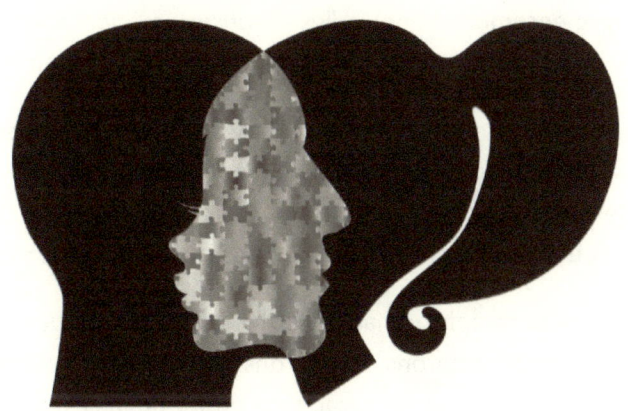

Des difficultés telles que la "dysfonction sexuelle" ne font qu'exacerber les tensions et le partenaire visé se sentira rejeté et dévalorisé. Jamais nous ne nous sentirions autant sur la défensive si nous avions un tout autre type de déséquilibre comme le diabète ou l'hypertension. Tous les déséquilibres sont les mêmes à leur source, causés par une combinaison de défis physiques, environnementaux et émotionnels. Beaucoup de choses contribuent à l'augmentation et à la diminution de l'activité sexuelle et de l'amour. La testosterone, cette hormone qui est le veritable carburant du moteur sexuel chez les hommes et les femmes. Sa présence à faible taux affecte ainsi les deux sexes en réduisant leur libido.

Dans les sections suivantes, nous vous proposerons des recettes aphrodisiaques et des suggestions à mettre en oeuvre, pour que votre sexualité, qu'elle soit étouffée ou incandescente trouve l'épanouissement que vous souhaitez. Elles ne sont données qu'à titre expérimental et ne sont en aucun cas exhaustives.

Un petit mot : la première partie du livre est consacrée à l'utilisation de préparations simples ou à base d'une seule plante. Bien qu'une plante à la fois soit absolument préférable dans le cas d'ingestion, nous nous sommes accordé plus de latitude sur l'utilisation de multiples éléments dans les huiles de massage, tel que le recommandent certains aromaticiens et massothérapeutes.

APHRODISIAQUES ET REMÈDES POUR FAIRE FACE AUX DÉFIS SEXUELS

Les problèmes sexuels sont souvent liés à des problèmes physiques. Les problèmes physiques sont souvent liés à des problèmes psychologiques. Ceux-ci résultent de conditions environnementales stressantes actuelles ou passées. Mais la perte de la fonction sexuelle peut conduire à une diminution de l'intimité, et ainsi, créer son propre ensemble de nouvelles réponses émotionnelles, etc. Quelque chose, une étincelle, un décalage, une préparation, est nécessaire pour briser ce cycle.

Il vaut certainement la peine de passer en revue les détails de ses propres défis sexuels ou amoureux, tout simplement pour savoir de quelles plantes et aphrodisiaques vous pourriez avoir besoin. Pas d'auto-jugement, s'il vous plaît, et pas d'analyse qui peut également conduire au stress, à la dépression et à l'anxiété.

Choisir les bons aphrodisiaques et les bonnes pratiques sera un grand pas en avant, mais nous ne considérons aucune des suggestions ici comme bonne pour tout le monde ou comme couvrant le paradigme entier de la sexualité d'une personne en particulier. Rappelez-vous que les problèmes de libido peuvent provenir d'une frustration émotionnelle ou de sentiments négatifs, entraînant la mort de l'appétit sexuel.

Habituellement, à moins qu'il n'y ait un traumatisme profond à guérir, lorsque les émotions sont soulagées et que l'équilibre est rétabli, le désir et la fonction reviennent.

RELEVER LES DÉFIS DE MANIÈRE PRATIQUE

Cependant, il n'y a pas d'aphrodisiaque qui puisse prendre la place d'un amant réfléchi, patient et attentif. Si l'un des partenaires ou les deux sont mal à l'aise ou n'ont pas reçu d'éducation sexuelle, il faudra s'en occuper, mais c'est probablement l'une des choses les plus faciles à faire.

L'information sur le sexe et la couverture médiatique de son sujet est présente partout en ce début de 21ème siècle.

Refusez de vous étiqueter ou d'étiqueter votre partenaire avec des mots comme "frigidité" ou "impuissance" ou "dysfonctionnel", etc. N'ont-ils pas d'autre objectif que de faire grincer des dents ? Ils ne sont certainement pas susceptibles de rendre quelqu'un plus sexy. Vraiment, la gentillesse et la compassion font que les produits aromatiques aphrodisiaques et les phéromones circulent mieux dans votre propre corps.

Après le plaisir et le respect de votre propre corps, votre amant est votre meilleur aphrodisiaque. Ralentissez et passez du temps ensemble dans des préliminaires plus longs, des moments non structurés dans la chambre à coucher, et même juste du temps ensemble à établir une connexion en dehors du sexe.

Si vous le voulez, essayez différentes positions sexuelles sans ajouter le fardeau d'avoir à être satisfait sexuellement à chaque fois. Tout le monde ne répond pas à toutes les positions, surtout si elles sont compliquées.

Mais ça pourrait être amusant d'essayer avec un esprit d'aventure.

Si les femmes ont des problèmes de fertilité, de ménopause ou de menstruation, la MTC (médecine traditionnelle chinoise), l'Ayurveda, le shiatsu et le massage suédois ne sont que quelques-unes des ressources qui offrent des solutions spécifiques à ces problèmes. Et bien sûr, il y a des plantes, des huiles et des aphrodisiaques pour presque toutes les situations.

L'amour guérit les traumatismes. Mais nous commençons à peine à comprendre, avec les recherches sur le cerveau et en neurologie comment les neuropeptides actifs dans nos cellules conservent littéralement l'impression des bons et mauvais souvenirs enfermés dans notre corps. Le vaginisme, qui est le spasme involontaire des muscles vaginaux, est souvent lié à des sentiments de peur accablants, qui peuvent être liés à un traumatisme. Les problèmes d'obtention, de maintien ou d'abandon d'érections peuvent avoir la même source. Pour aider à libérer le traumatisme, la thérapie avec un professionnel compatissant et expérimenté peut aussi être un cadeau précieux qu'une personne traumatisée peut s'offrir à elle-même et à son partenaire sur le chemin de la guérison sexuelle.

L'aromathérapie sensuelle et sexuelle peut être un moyen pour les partenaires de s'aider mutuellement à trouver une confiance plus profonde, surtout lorsque les bonnes plantes et huiles essentielles sont choisies afin de s'offrir un soutien mutuel. Les bains et massages aromatiques peuvent vous aider à vous détendre, et devenir par là-même une expérience sensuelle faisant partie des préliminaires.

TRAVAILLER LES DÉFIS SEXUELS AU TRAVERS DES ÉNERGIE BLOQUÉES

De nombreuses traditions orientales reconnaissent le système des chakras, une série de sept ou huit centres énergétiques dans le corps qui correspondent aux organes, aux humeurs et aux stades de développement humain et spirituel.

Le chakra sacré, associé à la sexualité, à la fertilité et à la régénération, et parfois aussi à la créativité personnelle, se trouve entre la région génitale et le nombril. Les questions psychologiques liées au chakra sacré ont trait à la gratification de soi, au confort dans le sens physique, à la satisfaction et à la sexualité. Il est lié à la régulation des sentiments et à l'expression émotionnelle.

D'un point de vue anatomique, c'est là que se trouvent les gonades. Le chakra sacré représente le domaine des désirs comblés, des plaisirs physiques et du bonheur. Nous trouvons nos vrais sentiments et notre sens de l'équilibre physique à travers ce chakra.

Ceux qui utilisent ce modèle dans la guérison croient que les problèmes surviennent lorsqu'un des chakras a ce que l'on appelle une "énergie bloquée". Lorsque le chakra sacré est bloqué, la sensation organique d'aisance et d'équilibre naturel du corps, fonctionnant avec spontanéité, est remplacée par une maladresse maladive. Les gens ont l'impression d'avoir perdu d'une façon ou d'une autre leur capacité à s'exprimer spontanément, surtout physiquement. Les praticiens disent : "Quand le blocage dans ce chakra sera libéré, il y aura également une libération d'émotions longtemps retenues et, physiquement, le corps bougera à nouveau avec une fluidité gracieuse."

C'est une merveilleuse description de l'amour sans contraintes de la conscience, ni empêchement physique.

Les huiles aromathérapiques considérées comme bénéfiques pour le chakra sacré sont :

- Poivre noir
- Bois de cèdre
- Camomille
- Cannelle
- Encens
- Jasmin

- Myrrhe
- Patchouli
- Rose
- Bois de santal
- Vétiver
- Ylang Ylang

ESSENCES DE FLEURS ET REMÈDES DU DR BACH UTILISES COMME APHRODISIAQUES

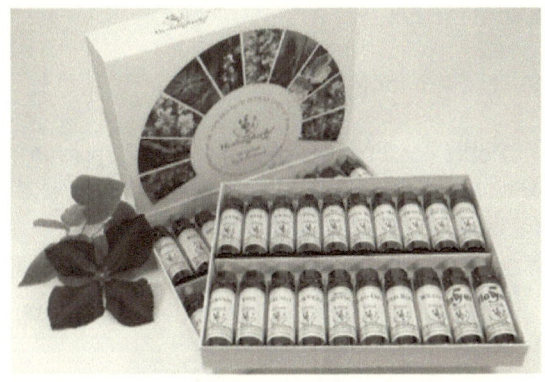

Les essences de fleurs sont différentes de l'aromathérapie ou des huiles essentielles - elles n'ont en fait pas d'odeur du tout. On dit que les essences de fleurs contiennent la force vitale des fleurs au plus fort de leur floraison, et qu'elles sont produites lorsque les fleurs sont infusées dans l'eau de source. Certains guérisseurs croient que l'énergie vitale et le pouls vibratoire de la fleur entrent dans l'eau.

Edward Bach, dans les années 1930, a été l'une des premières personnes à étudier et à développer ces remèdes pour une utilisation moderne. Il pensait que les remèdes à base de plantes médicinales pouvaient équilibrer les gens spirituellement, purifier leur esprit et leur corps, et les guérir.

Ses remèdes ne contiennent ainsi qu'une infime quantité de la plante, ils ne se présentent donc pas comme les autres remèdes ou préparations à base de plantes.

Une fleur utilise une énorme quantité de ses ressources pour s'épanouir - c'est le mécanisme le plus compliqué et merveilleux qu'une fleur puisse "mettre en oeuvre", disent les naturalistes.

Les praticiens croient, que ce que la fleur sait sur l'utilisation efficace de son énergie, peut être transmis aux êtres vivants. On dit que les essences de fleurs envoient des messages codifiés au corps énergétique humain sur la façon de revenir à un état d'équilibre.

Certains disent aussi que les remèdes de Bach fonctionnent comme "l'acupuncture liquide", débloquant l'énergie de la même manière que l'art de l'acupuncture débloque ostensiblement les méridiens énergétiques chez les humains.

Les hommes et les femmes qui ont des problèmes physiques qui inhibent les rapports sexuels peuvent encore souffrir de problèmes émotionnels à la source, disent les praticiens qui utilisent les remèdes des Fleurs de Bach. Si tel est le cas, les remèdes de Bach sont idéaux.

Ils recommandent

- Pour les problèmes liés à l'épuisement physique ou émotionnel, Olive.
- Pour la peur du sexe, Mimulus.
- Pour les traumatismes sexuels passés, Chèvrefeuille.
- Pour la honte ou un sentiment de contamination après un traumatisme, Crab Apple.
- Wild Rose pour surmonter l'ennui sexuel et la passivité, peut-être due à l'anxiété.
- Le saule enfin, est prescrite pour soulager la colère et le ressentiment envers un partenaire.

SAGESSE AYURVÉDIQUE

Les Occidentaux ont parfois du mal à faire face à tout cela puisque nous ne reconnaissons pas l'existence d'un réseau d'énergie invisible qui se déplace dans et autour de notre corps, ou blocs d'énergie, comme la MTC (médecine traditionnelle chinoise) reconnaît le "Qi" et l'Ayurveda indien parle des "doshas" qui gouvernent les corps et le tempérament des gens.

L'Ayurveda utilise cette théorie des "doshas" -- peut-être mieux traduite par "types d'énergie", pour déterminer quelles huiles essentielles auront la bonne résonnance avec vous. L'un des facteurs utilisés consite à comprendre à quel type vos esprit et corps correspondent.

TYPE : VATA

Ceux qui sont du type Vata : vous vous sentez souvent nerveux et énergique. Vous faites face à des problèmes tels que maux de tête, hypersensibilité et anxiété. Vous pourriez avoir des problèmes de santé physique comme l'insomnie, la constipation ou la peau sèche.

On attribue à ce type particulier un brassement d'air rapide et parfois tourbillonnant. Évitez les huiles fortement parfumées. Vous profiterez au maximum des huiles telles que le cyprès, la cannelle ou le camphre. Les huiles stabilisantes telles que les mélanges de rose dans l'huile de sésame ou le bois de santal vous fourniront la meilleure combinaison d'huile énergisante et d'huiles stabilisantes.

TYPE : PITTA

Ceux qui sont du type Pitta sont caractérisés par la chaleur. C'est la chaleur associée à votre tempérament, à vos expériences et à votre corps. Vous pouvez souffrir de problèmes de santé tels que des affections inflammatoires de la peau, des ulcères, des fièvres et êtes fréquemment sujet à des sautes d'humeur comme la colère et l'agitation. Les meilleurs choix pour vous sont donc ces huiles qui rafraîchissent ou apaisent. Choisissez des options comme la rose, la menthe, le jasmin et le gardénia. Sélectionner le bois de santal avec de l'huile de noix de coco.

TYPE : KAPHA

Si vous êtes du type Kapha, vous êtes souvent associé à l'eau qui coule. Vos problèmes de santé les plus courants sont les maladies respiratoires. Dans cette optique, vous êtes susceptible de bénéficier d'huiles légères et chaudes, mais aussi stimulantes. Vous obtiendrez les meilleurs bénéfices d'huiles comme le basilic, le pin et la sauge. Le cèdre et la myrrhe peuvent également vous être bénéfiques. En utilisant l'un de ces parfums stimulants, vous serez remotivé et éveillé.

MASSAGE AYURVÉDIQUE

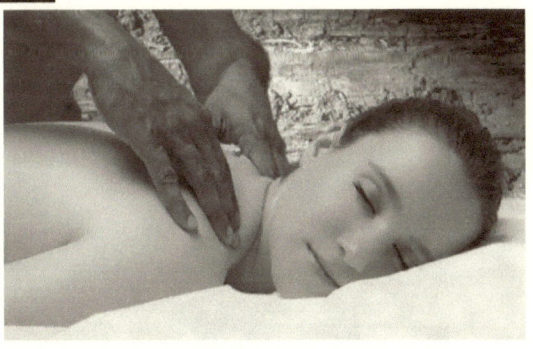

Les plantes et les huiles pour l'aphrodisie peuvent être combinées avec le système des chakras dans un massage sensuel. Cette recette de massage ayurvédique pour les amoureux demande une huile différente pour chaque chakra. Faites durer le massage plusieurs jours ou même une semaine entière pour que chaque chakra reçoive l'attention qu'il mérite et que vous ne submergiez pas votre système. Obtenez un graphique qui vous montre les chakras dans leurs plus belles couleurs et accrochez-le dans votre salle de bain ou votre bureau. Rappelez-vous que les émotions peuvent venir avec chaque chakra et se donner du temps pour cela.

Utilisation :

- Chakra de base ou racine - Jasmin et Ylang Ylang
- chakra sacré - Vertivert
- Chakra du plexus solaire - Romarin et citron
- Chakra du coeur - Néroli
- Chakra de la gorge - Benjoin
- Chakra du troisième oeil - Bois de santal
- Chakra de la couronne - Rose.

Une parole douce comme une étincelle de lumière, illumine mon âme
Et au fur et à mesure que chaque son s'approfondit, c'est VOUS qui me
rendez entier.
Il n'y a pas de coin, pas d'endroit sombre, que VOTRE AMOUR ne peut
remplir
Et si le monde commence à causer des vagues, c'est ta dévotion qui les
rend immobiles.
Et oui, tu me parles toujours en toute honnêteté et vérité.
Votre cœur bienveillant empêche la pluie d'entrer, VOTRE AMOUR, le
toit ultime.
Alors merci mon Amour d'être là, de m'avoir soutenu dans ma vie
Je ferai la même chose pour toi, tu sais, ma belle et chère femme.

- David G. Kelly –

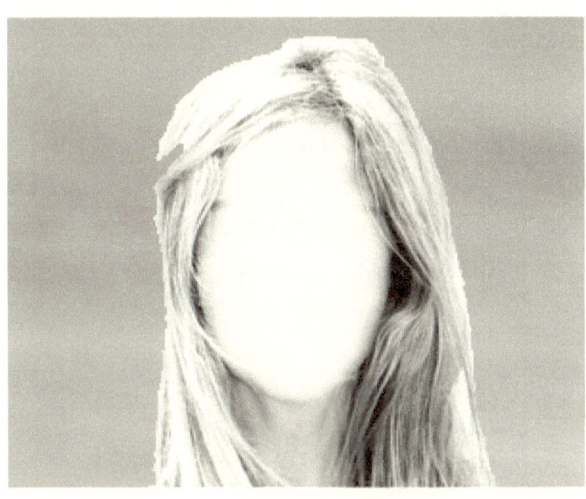

Nous commençons ces sections dédiées spécialement aux femmes et aux hommes par de brefs poèmes d'amour écrits par des gens qui apprécient vraiment, vraiment, profondément leurs partenaires amoureux. C'est juste pour réitérer qu'être profondément aimé est l'aphrodisiaque numéro un.

C'est aussi un rappel qu'il existe un nombre incroyable de ressources dans le monde pour trouver des plantes, des huiles, des remèdes, et des concoctions pour améliorer votre vie amoureuse. Maintenant que vous avez les directives pour l'utilisation des plantes et des huiles, vous pouvez commencer à être votre propre et meilleur guérisseur.

Mais quelques idées suivent :

Il existe d'innombrables façons d'intégrer l'utilisation joyeuse de l'aromathérapie dans votre vie pendant que vous travaillez à cultiver votre sexualité. Des bougies, de l'encens ou un parfum bouillonnant sur le poêle peuvent améliorer votre environnement. Une option est de placer une à deux gouttes d'huile sur un chiffon. Ensuite, placez le tissu sur votre nez pour que vous puissiez le sentir. Une autre option est d'utiliser la vapeur pour vous aider à l'inhaler. La meilleure façon de le faire est d'ajouter simplement quelques gouttes d'huile dans l'eau de votre bain. L'eau chaude va faire éclore ses parfums. Ajoutez une once de l'huile végétale dont vous avez besoin et une petite quantité de parfum que vous aimez dans l'eau du bain. Notez que toutes les huiles essentielles en aromathérapie peuvent être utilisées dans les huiles de massage, dans les produits de bain ou même dans les lotions. Celles-ci sont aptes à vous fournir une expérience sensuelle tout en revitalisant votre corps et votre esprit.

HUILES DE SUPPORT

Rappelez-vous l'importance des huiles de support, aussi appelées huiles de base. Celles-ci peuvent s'appliquer sur la peau tandis que la plupart des huiles essentielles sont trop puissantes pour être placées directement sur l'épiderme. Voici quelques-unes des meilleures huiles de support :

- Huile d'amande douce
- Huiles de tournesol
- Huile de raisin
- Huile d'olive
- Huiles d'avocat
- Huiles de pépins de raisin
- Huile de jojoba

PARFUMS QUI AMÉLIORENT LES SENSATIONS SENSUELLES CHEZ LES FEMMES

Pour celles qui s'investissent dans leurs relations sensuelles et dans l'amour, les huiles suivantes sont parmi les meilleures à cet effet.

- **Bergamote**

Vous avez ici un parfum intense mais rafraîchissant à la fois. Il offre une combinaison épicée de douceur.

- **Bois de cèdre**

Le bois de cèdre est boisé et cela signifie des sensations apaisantes qui se renforcent. Ce parfum vous aide à vous sentir en confiance et améliore votre force intérieure.

- **Sauge sclarée**

Ici, vous avez un parfum de noix qui réchauffe. Il aide à promouvoir la vitalité et les pensées créatrices.

- **Ylang Ylang**

Ce parfum vient de Chine et est puissant et séduisant. Vous devrez le mélanger avec des huiles comme la sauge sclarée et l'utiliser avec du géranium. Il a une odeur exotique mais florale qui est stimulante.

- **Girofle**

Les clous de girofle sont synonymes de richesse et d'un parfum idéal pour favoriser l'atmosphère de chaleur de la pièce. Beaucoup trouveront cette odeur énivrante.

- **Rose**

Vous connaissez peut-être le parfum de la rose, mais savez-vous qu'il aide à créer l'amour et la compassion. C'est un parfum sensuel.

- **Gingembre**

Le gingembre signifie chaleur lorsqu'il est utilisé en massage. Si vous avez vécu en Asie du Sud, des lotions au gingembre ou des huiles et onguents sont placées sur le corps de la mariée le jour de son mariage.

- **Jasmin**

Le jasmin est couramment utilisé par les femmes indiennes dans les produits capillaires afin d'encourager leur mari à avoir des relations sexuelles. Le parfum est floral et chaud.

- **Vanille**

Douce et sucrée, la vanille est idéale pour celles qui veulent induire des sentiments de compassion et d'amour, mais aussi un sentiment de sécurité chez leur amant.

HUILES ESSENTIELLES POUR AMÉLIORER LA RÉACTIVITÉ SEXUELLE CHEZ LES FEMMES

La sauge sclarée, le gingembre, le jasmin, le néroli, la rose, le bois de santal et l'ylang ylang sont tous efficaces. N'importe laquelle de ces huiles utilisées dans votre bain quotidien a le potentiel de stimuler et de renouveler votre intérêt pour le sexe.

SÉCHERESSE VAGINALE

L'absence de sécrétion vaginale peut rendre les rapports sexuels difficiles, inconfortables, voire impossibles. Une solution temporaire simple à ce problème est d'appliquer une petite quantité de jojoba sur le vagin.

Pour les huiles essentielles à long terme qui augmentent les sécrétions vaginales (en particulier lorsque vous avez fait des recherches et trouvé ceux qui imitent l'action de l'hormone oestrogène), ils doivent être utilisés :

- dans le bain (6 gouttes)
- dans les mélanges de massage (3-4 gouttes à 10 ml d'huile végétale)

Prendre un bain quotidien avec l'une de ces recettes et l'utiliser en massage, peut-être avec un partenaire, tous les jours pendant environ une semaine devrait aider à créer une meilleure lubrification.

Vous pouvez aussi utiliser n'importe laquelle des huiles que nous mentionnons, à condition qu'elle soit bien mélangée et diluée.

RECETTES DE BAIN POUR CONTRER LA SÉCHERESSE VAGINALE :

Recette 1 :

- 1 goutte de Melissa
- 2 gouttes de Néroli
- 3 gouttes de Bois de santal

Recette 2 :

- 2 gouttes de Fenouil
- 2 gouttes de Géranium
- 2 gouttes de Lavande

Recette 3 :

- 2 gouttes de Sauge sclarée
- 1 goutte de Géranium
- 3 gouttes de Rose

FORMULE DE MASSAGE POUR SOULAGER LA SÉCHERESSE VAGINALE :

- 2 gouttes de Sauge sclarée
- 2 gouttes de Fenouil
- 2 gouttes de Rose
- 2 gouttes de Bois de santal

REMARQUE : Diluer votre préparation dans 30 ml d'huile végétale.

FORMULES DE MASSAGE POUR LA STIMULATION SEXUELLE FÉMININE

Recette 1 :

- 2 gouttes de Sauge sclarée
- 2 gouttes de Jasmin
- 2 gouttes d'Ylang Ylang

Recette 2 :

- 1 goutte de gingembre
- 2 gouttes Rose
- 2 gouttes d'Ylang Ylang

REMARQUE : Diluer ce qui précède dans un support de 30 ml ou une huile de base.

Utilisez l'une des recettes ci-dessus pendant une dizaine de jours. Les huiles doivent être appliquées sur l'abdomen, le haut des cuisses et le bas du dos en particulier.

Tu es mon homme, mon puissant roi,

Et je suis le joyau de ta couronne,

Tu es le soleil si chaud et si brillant,

Je suis tes rayons de lumière qui brillent,

Tu es le ciel si vaste et si bleu,

Et je suis les nuages blancs dans ta poitrine,

Je suis une rivière propre et pure,

Qui dans ton océan trouve son repos,

Tu es la montagne immense et haute,

Je suis la vallée verte et large,

Tu es le corps ferme et fort,

Et je suis une côte de ton côté,

Tu es un aigle qui vole haut,

Je suis tes plumes claires et brunes,

Tu es mon homme, mon roi des rois,

Et je suis le joyau de ta couronne.

- Nima Akbari –

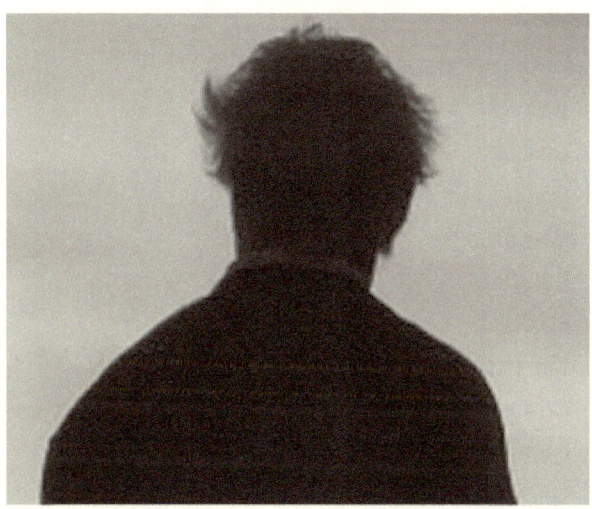

    De nombreuses cultures imposent aux hommes le premier fardeau de la réussite sexuelle et amoureuse. Cela s'accompagne généralement d'un grand nombre d'autres fardeaux culturels, ce qui entraîne une propension à l'épuisement qui n'est pas du tout séduisante - et c'est compréhensible ! Dans ces sections pour les hommes et les femmes en particulier, nous incluons quelques recettes pour restaurer, revigorer et stimuler la sexualité, mais nous commençons également chaque section par un poème d'amour pour rappeler aux lecteurs qu'être vu, connu, apprécié et aimé crée l'atmosphère première dans laquelle s'embraser.

Il n'y a jamais eu de meilleur moment dans l'histoire pour chercher des ressources à la guérison sensuelle. Toutes les informations sont disponibles : une recherche rapide sur Internet peut vous mettre en contact avec de très ancienne sagesses et des outils plus modernes. La MTC (La médecine traditionnelle chinoise) et l'Ayurveda en particulier ont beaucoup de préparations et de ressources étonnantes et consacrées par le temps, destinés aux hommes, et remontant à des milliers d'années, crées à l'époque où la virilité pouvait faire la différence pour gagner ou perdre fortune. Maintenant que vous avez des directives saines, vous pouvez créer votre propre pharmacopée sur la voie de la guérison sexuelle.

Voici quelques idées et suggestions.

Le massage d'aromathérapie combiné à un traitement à base de plantes est une façon douce et puissante de commencer à se soigner soi-même, avec ou sans partenaire.

HUILES ESSENTIELLES POUR CONTRER ÉPUISEMENT ET MANQUE D'ENDURANCE SEXUELLE CHEZ L'HOMME :

- Amyris
- Basilic
- Poivre noir
- Cardamome
- Céleri
- Feuille de cannelle
- Sauge sclarée
- Coriandre
- Cumin
- Géranium
- Gingembre
- Jasmin
- Lavande
- Patchouli
- Rose

revigorer et stimuler la sexualité, mais nous commençons également chaque section par un poème d'amour pour rappeler aux lecteurs qu'être vu, connu, apprécié et aimé crée l'atmosphère première dans laquelle s'embraser.

Il n'y a jamais eu de meilleur moment dans l'histoire pour chercher des ressources à la guérison sensuelle. Toutes les informations sont disponibles : une recherche rapide sur Internet peut vous mettre en contact avec de très ancienne sagesses et des outils plus modernes. La MTC (La médecine traditionnelle chinoise) et l'Ayurveda en particulier ont beaucoup de préparations et de ressources étonnantes et consacrées par le temps, destinés aux hommes, et remontant à des milliers d'années, crées à l'époque où la virilité pouvait faire la différence pour gagner ou perdre fortune. Maintenant que vous avez des directives saines, vous pouvez créer votre propre pharmacopée sur la voie de la guérison sexuelle.

Voici quelques idées et suggestions.

Le massage d'aromathérapie combiné à un traitement à base de plantes est une façon douce et puissante de commencer à se soigner soi-même, avec ou sans partenaire.

HUILES ESSENTIELLES POUR CONTRER ÉPUISEMENT ET MANQUE D'ENDURANCE SEXUELLE CHEZ L'HOMME :

- Amyris
- Basilic
- Poivre noir
- Cardamome
- Céleri
- Feuille de cannelle
- Sauge sclarée
- Coriandre
- Cumin
- Géranium
- Gingembre
- Jasmin
- Lavande
- Patchouli
- Rose

Tu es mon homme, mon puissant roi,

Et je suis le joyau de ta couronne,

Tu es le soleil si chaud et si brillant,

Je suis tes rayons de lumière qui brillent,

Tu es le ciel si vaste et si bleu,

Et je suis les nuages blancs dans ta poitrine,

Je suis une rivière propre et pure,

Qui dans ton océan trouve son repos,

Tu es la montagne immense et haute,

Je suis la vallée verte et large,

Tu es le corps ferme et fort,

Et je suis une côte de ton côté,

Tu es un aigle qui vole haut,

Je suis tes plumes claires et brunes,

Tu es mon homme, mon roi des rois,

Et je suis le joyau de ta couronne.

- Nima Akbari –

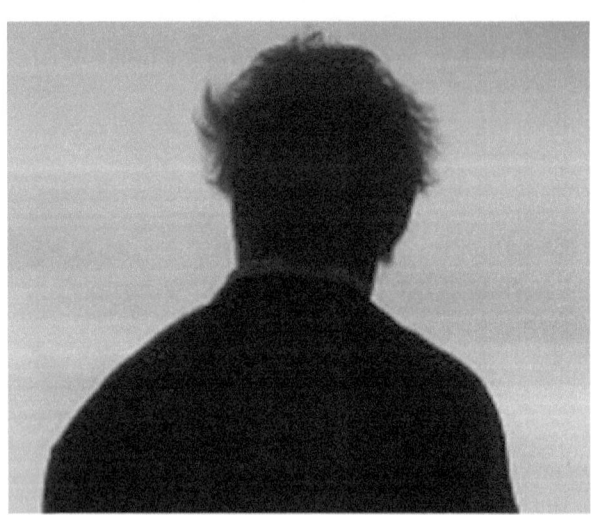

De nombreuses cultures imposent aux hommes le premier fardeau de la réussite sexuelle et amoureuse. Cela s'accompagne généralement d'un grand nombre d'autres fardeaux culturels, ce qui entraîne une propension à l'épuisement qui n'est pas du tout séduisante - et c'est compréhensible ! Dans ces sections pour les hommes et les femmes en particulier, nous incluons quelques recettes pour restaurer,

- Romarin
- Bois de rose
- Sauge
- Bois de santal
- Thym
- Feuille de violette
- Ylang Ylang

TROIS RECETTES POUR AIDER À NE PLUS PERDRE SES ÉRECTIONS :

Recette 1 :

- 1 goutte de cannelle
- 1 goutte Coriandre
- 2 gouttes Gingembre
- 1 goutte de Romarin

Recette 2 :

- 1 goutte de Sauge sclarée
- 2 gouttes de Gingembre
- 1 goutte de Jasmin
- 2 gouttes de Bois de santal

Recette 3 :

- 2 gouttes de poivre noir
- 2 gouttes de Gingembre
- 2 gouttes de Bois de rose

REMARQUE : Diluer votre recette dans 15 ml d'huile végétale.

Massez-vous avec l'une de ces recettes, en accordant une attention particulière au bas du dos, au haut de l'abdomen et au haut des cuisses. Assurez-vous d'éviter les parties génitales. Appliquer les huiles pendant une dizaine de jours et prendre un bain quotidien avec environ quatre gouttes de gingembre et deux gouttes de poivre noir.

RECETTE POUR AIDER À PRÉVENIR L'ÉJACULATION PRÉCOCE :

- 1 goutte de Benjoin
- 2 gouttes de Marjolaine
- 1 goutte de Vétivert

REMARQUE : Diluer dans 30 ml d'huile végétale.

QUELQUES REMÈDES DE BACH RECOMMANDÉS POUR LES HOMMES

- Le mélèze (Larch), s'efforce de pallier le manque de confiance en soi
- La châtaigne blanche (sweet chestnut), lutte contre les soucis de virilité
- L'olive restaure après l'épuisement
- Mimule (mimulus),réconforte et atténue la peur de l'échec
- Également pour les hommes et en particulier ceux qui recherchent un aphrodisiaque voudront utiliser du bois d'agar. Alternez toutes les semaines avec une concoction faite à partir de la fleur ylang-ylang.
- En Indonésie, l'Ylang Ylang est une huile connue pour ses sensations sédatives et son effet sensuel. Là-bas, les familles le placent sur le lit des couples le jour de leur mariage. C'est considéré comme une bonne chose de bannir la pression et l'insécurité chez les hommes et de placer tout le monde, et pas seulement le marié, dans la bonne humeur pour une lune de miel idyllique.

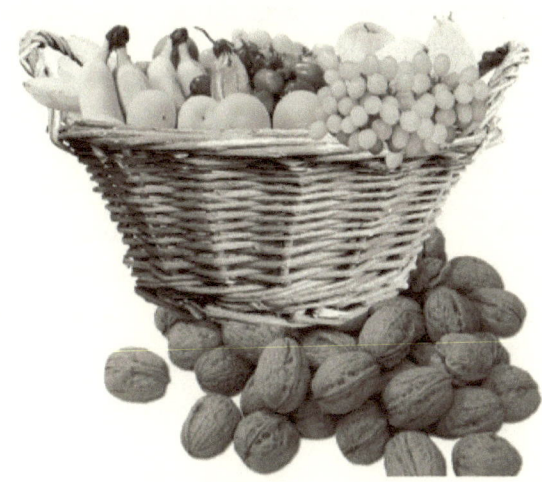

Puisque les aliments jouent un rôle crucial dans le maintien de notre santé et de notre équilibre, il est agréable de savoir qu'ils peuvent aussi soutenir et améliorer notre vie amoureuse. Bien que les aliments ayant des propriétés aphrodisiaques, réelles ou imaginaires, puissent faire l'objet d'un livre à eux seuls, il vaut la peine d'aborder brièvement certains aspects de l'histoire et de la tradition des aliments d'amour, car un bon étudiant en aphrodisie voudra probablement choisir les aliments les plus sexy et délicieux pour le soutenir dans ses recherches.

- **Abricots :**

Les abricots étaient connus par les anciens Chinois comme un fruit sensuel. Tout fruit rouge est une bonne option.

- **Bananes :**

Riches en potassium, elles sont également réputées pour leur aspect phalique (ce qui est le cas de beaucoup d'aliments aphrodisiaques réputés, particulièrement ceux qui remontent à loin dans les cultures primitives).

- **Dattes :**

Les dattes sont recommandées pour la virilité en Iran.

- **Figues :**

Les figues dodues, douces et sucrées proviennent d'une variété de ficus, l'une des plus anciennes plantes comestibles. Une grande partie du monde n'a pas encore goûté aux figues fraîches ...

Arrosées de crème, servies avec du melon et/ou du jambon cru, elles sont symboles de fertilité par leur apparence et leur goût. Essayez-les et vous verrez, peut-être en Grèce si en vous avez l'occasion.

- **Raisins de cuve :**

Dionysos, était un dieu du raisin. Il était aussi connu comme le dieu de la procréation et de la fertilité. Les bouffonneries dionysiaques alimentées par des opiacés et trop de vin ont pu donner une mauvaise réputation aux aphrodisiaques d'aujourd'hui.

- **Mangue :**

Les mangues sont populaires dans le monde entier, mais en particulier en Inde, dans les Caraïbes et au Mexique. Le fruit est considéré comme exotique aussi bien que sensuel. Lorsqu'elles sont mûres, les mangues sont réputées être (délicieusement) salissantes et juteuses.

- **Pêches :**

En Chine, les pêches sont associées au pic de la sexualité. Choisissez parmi de nombreuses variétés. Choisissez des pêches qui donnent leur jus sur simple pression et dont une couleur crémeuse ou blanche située entre les zones brunies par le soleil indique qu'elles sont sont à maturité.

- **Grenade :**

Dans le Kama Sutra, la grenade reste l'option la plus populaire. On dit qu'elle a des qualités érotiques.

- **Coing :**

En raison de sa couleur étonnamment riche, de son parfum enivrant et de ses nombreuses graines montrant sa fertilité, le coing était dédié à Aphrodite, déesse de l'amour, dans la Grèce Antique.

- **Fraises :**

Elles sont parmi les aliments nutritionnellement parfaits, donc c'est un avantage supplémentaire si elles sont belles et parfumées, prêtes à être trempées dans du sucre, du miel, de la crème, ou du chocolat.

Leur association avec du porto blanc est un aphrodisiaque réputé pour son pouvoir.

- **Noix :**

Les jeunes filles distribuaient des bols de noix comme symboles de fertilité aux Jeux de la Rome antique, et celles-ci étaient largement apréciées pour leur pouvoir à favoriser la vigueur sexuelle des hommes.

- **Pignons de pin :**

Ils ont été utilisés comme aphrodisiaques dans toute la Méditerranée et en Orient. Le poète romain Ovide a inclus les pignons de pin dans sa liste d'aphrodisiaques. Le manuel de l'amour arabe ancien connu sous le nom de Jardin Parfumé contient cet avertissement pour restaurer la vigueur sexuelle d'un homme en déclin :

"Un verre de miel épais, plus 20 amandes et 100 pignons de pin répétés pendant trois nuits."

- **Noix de Grenoble :**

À Rome, on jetait des noix sur les jeunes mariés et on les utilisait dans les cérémonies de fertilité en Italie et en France pour intensifier le désir.

APHRODISIE AU DÉJEUNER

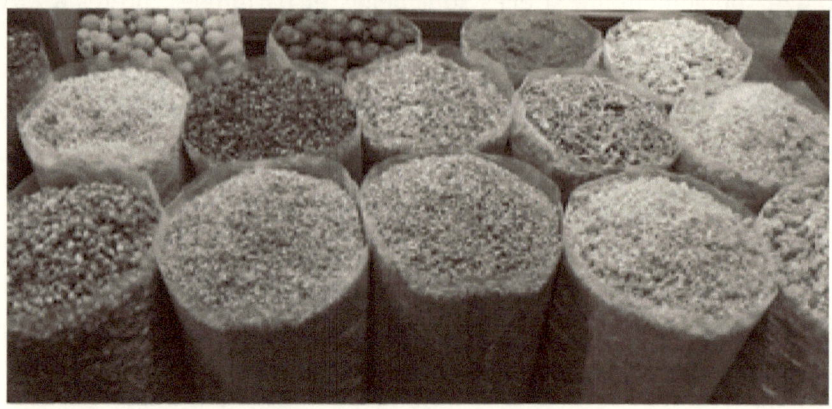

Dans l'ancien monde, l'art culinaire et la nourriture avait des propriétés médicinales et esthétiques, en plus d'être le carburant essentiel à notre survie physiologique. Au Moyen-Orient et au Maroc, les coutumes culinaires se sont développées jusqu'à conduire à de vaste et savoureuse combinaisons alimentaires mêlant le feu des épices à la chaleur des relations humaines, cuisine se permettant d'associer viande et fruits dans un même plat tout en respectant un équilibre certain et ce grâce aux nombreux aliments complets issus de cette région aux saveurs si contrastées.

De nombreuses traditions, notamment chinoises et indiennes, croient fermement à l'utilisation de la nourriture pour affiner le tempérament et équilibrer les tendances et les conditions médicales optimales du corps. C'est ici qu'est née l'idée de créer des saveurs contrastées pour équilibrer le goût, l'esprit et le corps. Le Cantique des Cantiques, célèbre dans la Bible chrétienne pour être un long poème d'amour érotique, épique et vivant, rempli de références à de délicieux aliments, confère à la nourriture des propriétés magiques. Les marchands qui ont voyagé sur la Route de la Soie évoquent toujours parmi les épices, les aphrodisiaques les plus célèbres, comme de puissants stimulants pour la santé, ainsi que des épices au parfum envoûtant et irrésistibles.

Réveille-toi, vent du nord,
Et viens vers le midi,
Souffle sur mon jardin,
Pour que ses épices s'écoulent...

Cantique de Salomon, 4:14:16

Voici quelques-uns de ceux que l'on reconnaît encore aujourd'hui pour leur capacité à réchauffer et faire frissonner de plaisir le corps humain.

Beaucoup d'entre eux prédominent dans la cuisine indienne et marocaine – (voir certaines de leurs propriétés dans d'autres parties du livre...)

- Cardamome
- Cannelle
- Clous de girofle
- Cumin
- Fenugrec
- Grenade
- Rose (Espèces sauvages - dont toutes les roses modernes sont les descendantes)
- Safran
- Sumac (Attention : ne pas le récolter dans la nature car certaines variétés sont toxiques)
- Curcuma

DEUX ANCIENNES PRÉPARATIONS D'ÉPICES ÉVOCATRICES - À UTILISER DANS LES PLATS POUR DES MOMENTS APHRODISIAQUES

ROSE ADVIEH, UN MÉLANGE D'ÉPICES UTILISÉ POUR LES PLATS À BASE D'ŒUFS ET DE RIZ :

- 3 cuillères de pétales de roses séchés. Vous pouvez aussi utiliser 15 boutons de rose entiers à condition d'enlever et de jeter les tiges et les calices.
- 1 cuillère à café de grains de poivre noir entiers
- 1/4 de cuillère à café de cannelle moulue

1. Moudre tous les ingrédients en poudre. Utilisez un broyeur ou, comme on le faisait autrefois, un mortier et un pilon.
2. Cela donne environ une cuillère à soupe de condiment.

RAS EL HANOUT :

Ras el Hanout, traduit littéralement par, "le meilleur du bazar ", est un mélange d'épices dont le secret familial comporte entre 25 et 100 épices. Y sont également inclus des aphrodisiaques et des plantes. Ce mélange est considéré comme la meilleure sélection de produits prodigués par les meilleurs marchands.

- 1 cuillère à soupe de graines de coriandre entières
- 5 cm de cannelle, en petits morceaux
- 2 cuillères à café de chacun de ces ingrédients :
  - graines de cumin entières
  - graines de fenugrec entières
  - gousses de cardamome entières
  - Poivre noir en grains
- 3 clous de girofle entiers
- 1 anis étoilé entier
- 1 feuille de laurier séchée
- 3 gousses d'ail
- 2 morceaux frais de chacun de ces ingrédients (ou 1 cuillère à soupe d'épices en poudre)
  - curcuma frais
  - rouquin
- 1 cuillère à soupe de sel marin

1. Il est préférable de cuire dans un petit wok ou une poêle à fond épais. Faire griller les 6 premiers ingrédients à feu doux ou moyen jusqu'à ce qu'ils soient légèrement dorés et bien parfumés, ce qui devrait prendre environ 3-4 minutes.

2. Ne laissez jamais les épices fumer ou pire, brûler car cela détruirait leur saveur.

3. Retirez-les du feu, refroidissez-les légèrement et placez-les dans un mortier et pilon, ou, si vous en avez un, dans un moulin à épices.

4. Broyer le mélange jusqu'à l'obtention d'une consistance fine, en prenant soin d'enlever les cosses de gousses de cardamome non moulues.

5. Vous pouvez maintenant l'utiliser immédiatement ou le conserver pendant quelques semaines, après quoi il commencera à perdre une partie de son parfum et de sa saveur.

6. Dans un mortier, écraser l'ail avec un pilon.

7. Ajouter le curcuma et le gingembre et moudre l'ensemble.

8. Ajoutez du sel et broyez jusqu'à l'obtention d'une pâte lisse.

9. Ajouter le mélange d'épices grillés et moulus.

10. Broyer le tout jusqu'à l'obtention de la texture désirée.

11. Le mélange doit être conservé au réfrigérateur une fois les racines ajoutées.

12. Utiliser dans les 2 semaines.

13. Produit ¾ de tasse de condiment aphrodisiaque.

DE L'EXOTIQUE AU BIEN CONNU : DES ALIMENTS SIMPLES POUR L'APHRODISIE

- **Avocats**

Il s'agit d'un coup de poing puissant à la libido pour les hommes et les femmes. Les niveaux élevés en vitamine B6, d'acide folique et de potassium affectent la libido féminine. La vitamine B6 augmente le produit hormonal masculin. Le potassium que l'on y trouve aide à maintenir le bon fonctionnement de la glande thyroïde et, lorsqu'elle fonctionne correctement, celui de la libido féminine. L'acide folique aide l'organisme à métaboliser les protéines.

- **Asperges**

Mangez des asperges. Ce légume a une source élevée en vitamine E et la vitamine E stimule la production naturelle des hormones sexuelles de l'organisme et aide à améliorer la libido de l'homme et de la femme.

- **Bananes**

Les bananes contiennent des niveaux élevés en vitamine B et potassium. Les deux sont importants pour le corps dans la fabrication des hormones sexuelles. Elles oeuvrent également à augmenter votre niveau énergétique.

Mangez une banane tous les jours et appréciez sa forme esthétique.

- **Céleri**

L'androstérone dans le céleri est importante. Il s'agit d'une hormone sans parfum que le corps libère par transpiration chez les hommes et qui s'avère d'une réelle attractivité chez les femmes, les embrasant de manière silencieuse et invisible. Mangez du céleri tout au long de la journée.

- **Figues**

Ajoutez de succulentes figues fraîches ou séchées mais sucrées à votre alimentation pour augmenter votre endurance sexuelle. Les figues sont riches en acides aminés, qui stimulent également la libido.

- **Huîtres**

Les huîtres sont riches en zinc, qui est connu pour augmenter les niveaux de testostérone chez chacun des amants et la production de sperme chez les hommes. Les gens les aiment ou les haïssent. Si vous pouvez les supporter, essayez de manger quelques huîtres crues par jour - ce pourrait être une gourmandise apte à aider votre libido.

"Sans amour, que valons-nous ? Quatre-vingt-neuf centimes !
Quatre-vingt-neuf centimes de produits chimiques qui se promènent
seuls.

Laurence Marks, M * A * S * H,

"Love Story", Air original en date du 7 janvier 1973, prononcée par le
personnage de Hawkeye

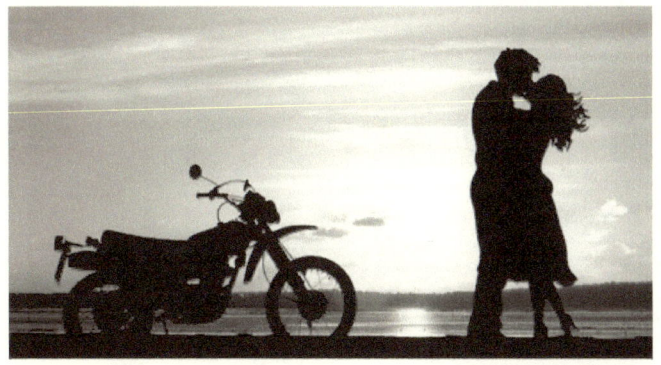

Ce livre sur les plantes, les huiles et leur utilisation comme aphrodisiaques est axé sur l'équilibre : l'équilibre physiologique, l'équilibre dans l'utilisation des remèdes naturels et l'équilibre dans la recherche et le développement de relations. La citation ci-dessus nous rappelle simplement que les techniques et les prescriptions pour le bonheur sexuel ne sont jamais aussi bonnes que si elles sont appliquées avec amour et compassion. Les corps se guérissent d'eux-mêmes; les guérisseurs ne le font pas. Ils ne font que promouvoir et encourager la guérison. Un psychologue grincheux et impatient ne sera jamais très efficace. Pas plus qu'un amant obsédé et motivé par la seule orientation sexuelle de son désir. Rappelez-vous que l'amour, même sans plantes médicinales est probablement beaucoup plus thérapeuthique que le jugement et la manipulation, même avec les meilleurs médicaments à base de plantes et toute la magie du monde.

Pourtant, l'idée des plantes, des huiles et de la magie pour améliorer la sensualité a toujours fasciné tous les peuples et tous les pays à travers l'histoire. La raison en est que nous sommes conçus pour nous tourner vers la Terre et y trouver des solutions naturelles et on l'a probablement fait pendant des milliers d'années avant que quiconque ait eu un vibromasseur électrique ou une bouteille de Viagra. L'utilisation éclairée des aphrodisiaques pour améliorer le sexe et l'amour est une chose merveilleuse. Mais peut-être que chaque livre sur les aphrodisiaques devrait être accompagné d'un deuxième livre sur l'amour.

Les plantes et les huiles sont efficaces, et les guérisseurs avisés l'ont toujours su. Les guérisseurs sages sont probablement de bons amants pour eux-mêmes et pour les autres. Ils comprennent que le mystère de ce qui rend les humains heureux est une chose émouvante, croissante, changeante. C'est pourquoi ils attirent l'attention, la curiosité, la compassion et la patience pour eux-mêmes en tant qu'apprenants, lié à une capacité joyeuse d'être surpris. Ce sont des aphrodisiaques intangibles qui rendent les gens étonnants, amoureux de leurs êtres les plus chers et de l'humanité en elle-même.

UNE LISTE PARTIELLE DE CERTAINES PLANTES ET HUILES APHRODISIAQUES ET DES SYSTÈMES CORPORELS QU'ELLES SOUTIENNENT

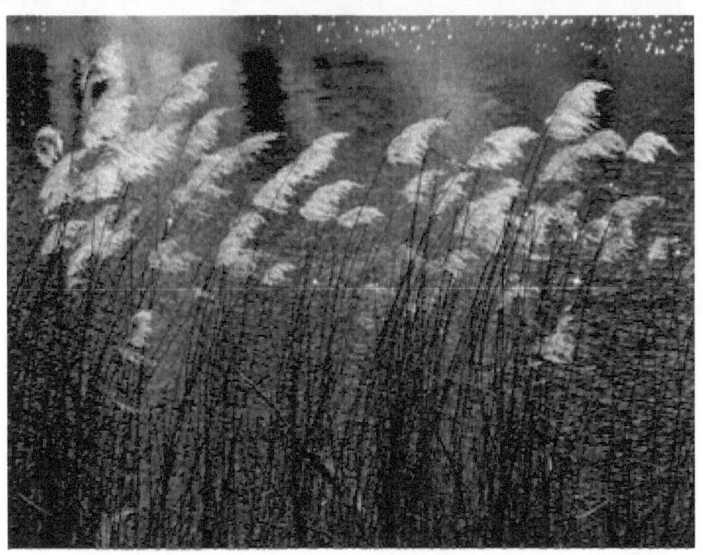

ANGÉLIQUE

En tant qu'aphrodisiaque, l'huile de racine d'angélique est utile dans le traitement des états émotionnels qui causent l'insensibilité, particulièrement chez les femmes.

BASILIC

Le basilic éveille les instincts sexuels et s'avère un bon choix pour quelqu'un qui est anxieux à cause de son inexpérience.

Systèmes corporels :

- Système reproducteur
  - Crampes
  - Aménorrhée

CARDAMOME

La cardamome est dite aphrodisiaque. Elle est connue pour rehausser la sensualité, mais elle fait beaucoup plus. La cardamome peut aider une personne à se sentir plus confiante dans son corps quand il y a des insécurités ou des malaises. La cardamome apporte aussi une tranquillité d'esprit apaisée lorsque les expériences passées ont créé la méfiance à l'égard de l'acte sexuel.

BOIS DE CEDRE

Ouvre les émotions dans les relations, tout en apaisant les peurs et les angoisses liées à la sexualité. Favorise la réponse sexuelle.

CAMOMILLE

Systèmes corporels :

- Système reproducteur
  - Dysménorrhée
  - Problèmes de ménopause
  - Ménorragie
  - Syndrome prémenstruel (SPM)
  - Les nausées matinales
- Systèmes génito-urinaires
  - Cystite
  - Urétrite
  - Muguet
  - Prurit vulvaire

CANNELLE

Systèmes corporels :

- Système reproducteur
  - Stimule les contractions utérines
  - Difficulté à atteindre l'orgasme
  - Troubles du désir
  - Leucorrhée
  - Métrorragie

SAUGE SCLAREE

La Sauge sclarée est une huile qui peut créer une sensation de bien-être lorsqu'elle est utilisée correctement. Ces sentiments contribuent alors à diminuer les inhibitions. Les effets légèrement enivrants de la sauge sclarée peuvent susciter des émotions positives et rendre une personne plus vivante. Il aide une personne à surmonter ses sentiments de négativité ou d'anxiété. Elle peut également être utilisée par des personnes intéressées à surmonter leurs phobies. Enfin, la Sauge sclarée est bénéfique pour réguler les hormones ou les équilibrer.

Systèmes corporels :

- Système reproducteur
  - Aménorrhée
  - Douleurs de l'accouchement
  - Dysménorrhée
  - Leucorrhée
  - Difficulté à atteindre l'orgasme
  - Troubles du désir

CORIANDRE

Reconnue comme euphorique et aphrodisiaque, la coriandre aide et encourage la spontanéité, la communication et la passion, tout en réduisant les sentiments de doute de soi.

CUMIN

Systèmes corporels :

- Système reproducteur
  - Règles irrégulières
  - Problèmes de ménopause
  - Syndrome prémenstruel (SPM)
- Systèmes génito-urinaires
Cystite

CYPRES

Systèmes corporels :

- Système reproducteur

- o Dysménorrhée
  - o Problèmes de ménopause (bouffées de chaleur et sueurs nocturnes)
  - o Ménorragie
- Système génito-urinaire
  - o Incontinence
  - o Prostatite
  - o Maladies inflammatoires pelviennes

FENOUIL

Le fenouil contient de l'anéthol dont la composition chimique est similaire à celle de l'œstrogène. C'est pourquoi le fenouil est une autre huile qui peut être utilisée par les femmes pour rétablir l'équilibre hormonal dans le système reproducteur féminin. Huile adaptogène, elle est également utilisée pour réguler le système reproducteur.

Systèmes corporels :

- Système reproducteur
  - o Aménorrhée
  - o Problèmes de ménopause
  - o Promouvoir la production naturelle de lait chez les mères allaitantes

ENCENS

Systèmes corporels :

- Système génito-urinaire
  - o Cystite
  - o Dysménorrhée
  - o Leucorrhée

GÉRANIUM

Le géranium est aussi une huile adaptogène. Il est utilisé là où l'équilibre doit être rétabli. Par exemple, le géranium peut rétablir l'équilibre ou équilibrer les sentiments d'amour et de bonheur avec ceux de solitude et de malheur. Il en résulte une amélioration de la communication et de la résolution. Le géranium favorise les énergies yin et yang.

Systèmes corporels :

- Systèmes reproducteur et endocrinien
  - Glandes surrénales
  - Problèmes de ménopause
  - Syndrome prémenstruel (SPM)

GINGEMBRE

Huile érotique qui augmente la libido et donc favorise la sexualité. Le gingembre nous aide à réchauffer les émotions aversives et "froides".

Systèmes corporels :

- Aide au système reproducteur et aux crampes menstruelles

HYSOPE

Systèmes corporels :

- Système reproducteur
  - Aménorrhée
  - Augmente la production de lait chez les mères allaitantes
  - Maladies de la ménopause
  - Leucorrhée

JASMIN

Le jasmin est un emblème parfumé de l'amour; son caractère sensuel apporte romantisme, force et chaleur aux relations. C'est un puissant stimulant sensuel. Le jasmin stimule la confiance en soi et renforce le sentiment d'estime de soi.

Systèmes corporels :

- Système reproductif
  - Dysménorrhée
  - Problèmes d'érection
  - Difficulté à atteindre l'orgasme
  - Troubles du désir
  - Douleurs du travail
  - Troubles utérins

GENÉVRIER

Si vous éprouvez des sentiments d'indignité ou d'insécurité dans vos relations, alors le genévrier devrait être utilisé. C'est une huile qui peut améliorer les sentiments d'estime de soi et conduire à des réactions émotionnelles plus fortes. L'huile stimule la sexualité et éveille les émotions de l'amour. Vous pouvez acquérir de la confiance en vous et devenir plus ouvert et plus confiant à l'égard des possibilités relationnelles.

Systèmes corporels :

- Système reproducteur
  - aménorrhée
  - Dysménorrhée
  - Leucorrhée
  - Métrorragie
  - Menace de fausse couche
- Système génito-urinaire
  - Cystite

LAVANDE

Systèmes corporels :

- Systèmes reproducteur et endocrinien
  - Déséquilibres hormonaux dus au stress
  - Syndrome prémenstruel (SPM)
  - Crampes menstruelles
  - Prurit
  - Aménorrhée
  - Ménorragie
  - Dysménorrhée
  - Leucorrhée
  - Prostatite
  - Vaginite
  - Maladies inflammatoires pelviennes
- Système génito-urinaire
  - Cystite

CITRONNELLE

Systèmes corporels :

- Système reproducteur
  - Syndrome prémenstruel (SPM)

MARJOLAINE

Systèmes corporels :

- Système reproducteur
  - Aménorrhée
  - Dysménorrhée
  - Leucorrhée
  - Syndrome prémenstruel (SPM)
  - Crampes menstruelles

MÉLISSE

Systèmes corporels :

- Système reproducteur
  - Problèmes menstruels
  - Règles douloureuses ou irrégulières
  - Syndrome prémenstruel (SPM)

MYRRHE

Systèmes corporels :

- Appareil reproducteur et génito-urinaire
  - Aménorrhée
  - Leucorrhée
  - Prurit
  - Muguet

NEROLI

Renforce la confiance en soi et la sensualité.

Systèmes corporels :

- Système reproducteur
  - Syndrome prémenstruel (SPM)

PERSIL

Systèmes corporels :

- Système reproducteur
  - Aménorrhée
  - Dysménorrhée
  - Aide au travail (accouchement)
  - Engorgement des seins
- Système urinaire
  - Cystite
  - Infections des voies urinaires
  - Calculs rénaux

PATCHOULI

Le patchouli aide à diminuer les inhibitions et permet à une personne de communiquer clairement sur le plan physique et émotionnel. Le patchouli est une aide utile dans la séduction, aidant ceux qui sont trop sensibles à libérer leurs peurs sexuelles.

MENTHE POIVREE

Systèmes corporels :

- Système reproducteur

Aménorrhée (à petites doses)

- Systèmes génito-urinaires
  - Cystite
  - Tonique utérin

PIN

Systèmes corporels :

- Système urinaire
  - Cystite
  - Prostatite
  - Infections urinaires

ROSE

La rose est une huile associée aux femmes. C'est une huile qui peut renforcer les émotions par son affinité avec le système reproducteur féminin. Cette belle huile peut calmer les peurs sexuelles ou soulager l'anxiété liée à la ménopause ou à la tension prémenstruelle. Il peut aussi calmer les émotions négatives résultant de problèmes d'infertilité.

Systèmes corporels :

- Système reproducteur
  - Cycles menstruels irréguliers
  - Déséquilibres hormonaux
  - Infertilité
  - Leucocorrhée
  - Ménorragie
  - Tension pré-menstruelle
  - Troubles utérins

ROMARIN

Systèmes corporels :

- Système reproducteur
  - Dysménorrhée
  - Leucorrhée

SAUGE

Systèmes corporels :

- Système reproducteur
  - Aménorrhée
  - Dysménorrhée
  - Bouffées de chaleur
  - Leucorrhée
  - Ménopause
  - Règles douloureuses
  - Supprime la lactation

o   Stérilité

BOIS DE SANTAL

Le bois de santal est l'un des aphrodisiaques les plus efficaces. Il augmente les sentiments sensuels et encourage l'ouverture émotionnelle dans les relations. Il est utile pour promouvoir une relation ouverte et compréhensive, et dans tous les aspects de l'amour soutiendra les sentiments d'unité et de stabilité. Le bois de santal est un tonique pour les organes reproducteurs.

Systèmes corporels :

- Troubles du système urinaire
  o   Cystite
  o   Infections urinaires
- Système reproducteur
  o   Herpès
  o   Problèmes d'érection
  o   Muguet
  o   Prurit vaginal

VETIVER

Le Veviter peut soulager les tensions ou les peurs et surtout celles qui sont liées aux réponses sexuelles. C'est une plante terreuse qui crée des sentiments positifs et favorise l'excitation sexuelle.

YLANG YLANG

Ylang Ylang peut être utilisé pour améliorer et augmenter l'attirance entre les amoureux, en renforçant l'intimité, les sentiments sensuels et tendres. Il augmente également la libido. Ylang Ylang est un bon choix si vous avez besoin d'une aide. Il est indiqué pour toute personne souffrant d'un sentiment d'insuffisance sexuelle.

TABLE DES MATIÈRES

AVERTISSEMENT : 1

1 INTRODUCTION 2

    ANCIENNE SAGESSE 5

2 APHRODISIE : UN PEU DE PHILOSOPHIE ET D'IDÉES 6

    GUÉRISON TRADITIONNELLE 6

    SCIENCE MODERNE 7

3 L'UTILISATION DES PLANTES MÉDICINALES : DIRECTIVES POUR DÉBUTANTS 11

    UTILISER LES PLANTES JUDICIEUSEMENT 12

    LA BONNE PLANTE ? 12

    UNE SEULE PLANTE ! 13

    PRÉPARATION DE LA PLANTE 16

    Teintures et extraits 16

    Plantes séchées 16

    Huiles à base de plantes infusées 17

    Vinaigres à base de plantes 17

    Glycérines végétales 17

    LIER LA PLANTE 18

    CATEGORISER LES PLANTES 18

    PLANTES NUTRITIVES 19

    PLANTES TONIFIANTES 20

    PLANTES SÉDATIVES ET STIMULANTES 21

    NUTRITIVES, TONIFIANTES ET STIMULANTES À LA FOIS 22

    PLANTES POTENTIELLEMENT TOXIQUES 23

    DIRECTIVES POUR L'UTILISATION EN TOUTE SECURITE DES PLANTES MÉDICINALES 24

4 HUILES, TEINTURES ET DECOCTIONS 26

    HUILES 26

    TEINTURES 28

    HUILES DE BASE 29

    HUILES ESSENTIELLES 31

5 AROMATHÉRAPIE POUR AMÉLIORER L'AMOUR ET LE PLAISIR....................32

    LA MERVEILLEUSE MAGIE DE L'ODORAT..32

    DES CONSEILS D'AROMATHÉRAPIE SIMPLES ET RAPIDES POUR TOUS LES COUPLES :..35

6 L'APHRODISIE DANS LES RELATIONS AMOUREUSES............................37

    APHRODISIAQUES ET REMÈDES POUR FAIRE FACE AUX DÉFIS SEXUELS............38

    RELEVER LES DÉFIS DE MANIÈRE PRATIQUE....................................38

    TRAVAILLER LES DÉFIS SEXUELS AU TRAVERS DES ÉNERGIE BLOQUÉES............40

    ESSENCES DE FLEURS ET REMÈDES DU DR BACH UTILISES COMME APHRODISIAQUES...41

    SAGESSE AYURVÉDIQUE..42

    MASSAGE AYURVÉDIQUE...43

7 APHRODISIE POUR LES FEMMES...45

    HUILES DE SUPPORT...46

    PARFUMS QUI AMÉLIORENT LES SENSATIONS SENSUELLES CHEZ LES FEMMES..47

    HUILES ESSENTIELLES POUR AMÉLIORER LA RÉACTIVITÉ SEXUELLE CHEZ LES FEMMES..48

    SÉCHERESSE VAGINALE...48

    FORMULES DE MASSAGE POUR LA STIMULATION SEXUELLE FÉMININE............50

8 APHRODISIE POUR LES HOMMES...51

    HUILES ESSENTIELLES POUR CONTRER ÉPUISEMENT ET MANQUE D'ENDURANCE SEXUELLE CHEZ L'HOMME :.....................................52

    TROIS RECETTES POUR AIDER À NE PLUS PERDRE SES ÉRECTIONS :...............53

    RECETTE POUR AIDER À PRÉVENIR L'ÉJACULATION PRÉCOCE :....................54

    QUELQUES REMÈDES DE BACH RECOMMANDÉS POUR LES HOMMES..............54

9 LES ALIMENTS APHRODISIAQUES..55

    APHRODISIE AU DÉJEUNER...58

    DEUX ANCIENNES PRÉPARATIONS D'ÉPICES ÉVOCATRICES - À UTILISER DANS LES PLATS POUR DES MOMENTS APHRODISIAQUES...........................59

    DE L'EXOTIQUE AU BIEN CONNU : DES ALIMENTS SIMPLES POUR L'APHRODISIE...61

10 ÉPILOGUE...63

UNE LISTE PARTIELLE DE CERTAINES PLANTES ET HUILES APHRODISIAQUES ET DES SYSTÈMES CORPORELS QU'ELLES SOUTIENNENT 65

    ANGÉLIQUE...65

    BASILIC...65

    CARDAMOME 65

    BOIS DE CEDRE 66

    CAMOMILLE...66

    CANNELLE..66

    SAUGE SCLAREE 67

    CORIANDRE 67

    CUMIN..67

    CYPRES...67

    FENOUIL...68

    ENCENS..68

    GÉRANIUM 68

    GINGEMBRE...69

    HYSOPE..69

    JASMIN 69

    GENÉVRIER 69

    LAVANDE 70

    CITRONNELLE..70

    MARJOLAINE 71

    MÉLISSE 71

    MYRRHE...71

    NEROLI...71

    PERSIL..71

    PATCHOULI 72

    MENTHE POIVREE...72

    PIN 72

    ROSE 72

    ROMARIN 73

    SAUGE...73

BOIS DE SANTAL 74

VETIVER 74

YLANG YLANG 74

§§§

Vous pouvez nous joindre à l'adresse suivante :

Les Editions de Saint André

les.editions.de.saint.andre@gmail.com

Nous nous ferons un grand plaisir de vous offrir l'e-book suivant :

"Nouveau dictionnaire des plantes médicinales"

d'Auguste Héraud

§§§

www.ingramcontent.com/pod-product-compliance
Lightning Source LLC
Chambersburg PA
CBHW020350290526
45785CB00005B/2214